Thorsten Albustin

Leben zwischen Fußball und Wahnsinn

Die Angst besiegen

Manuela Kinzel Verlag

Impressum:

Manuela Kinzel Verlag

06844 Dessau * 73037 Göppingen
Tel. 07165 / 929 399

info@manuela-kinzel-verlag.de
www.manuela-kinzel-verlag.de

1. Auflage 2017

ISBN 978-3-95544-082-4

Inhaltsverzeichnis:

Die im Buch beschriebenen Ratschläge, Maßnahmen und Meinungen sind Erfahrungswerte, die bei mir ihre Wirkung zeigten. Sie ersetzen keinen medizinischen Rat. Die Konsequenz einer Nachahmung ist ohne Gewähr und auf eigene Gefahr. Eine Haftung des Autors, des Verlages und der erwähnten Personen ist ausgeschlossen.

Ich widme dieses Buch meiner Tochter, meinem Willen zum überleben und all den anderen Menschen, die davon profitieren können!

Vorwort

2017

Psychologische Erkrankungen sind in der heutigen Zeit keine Ausnahmen mehr. Immer mehr Menschen müssen sich dem rapide angestiegenen Leistungs- und Anspruchsdenken unserer Zeit stellen und sich nicht selten diesem schier übermächtigen Gegner völlig erschöpft ergeben. Krankheitsdiagnosen wie Phobien, Depressionen oder Burn-out gehören mittlerweile zum bekannten und „normal“ verständlichen Sprachschatz einer gehetzten Spezies. Zudem bewegen wir uns hierbei auf einem Terrain, auf dem das Tabu und die Isolation idealen Nährboden für ihre Ambitionen erhalten. Es ist eine Zeit, in der das Recht auf der Seite des Stärkeren ist und der Schwächere ins Abseits katapultiert wird. Ein Outing wie „Ich kann nicht mehr, ich brauche Hilfe!“ kommt einer persönlichen und beruflichen Bankrotterklärung gleich. Wertungen Dritter wie „Der Arme hat schon wieder eine Grippe, hast du schon gehört!“ und „Hey, der ist in psychologischer Behandlung. Ich habe schon immer gewusst, dass der nicht ‚normal‘ ist!“ unterstreichen das differenzierte Meinungsbild in breiten Teilen unserer Gesellschaft deutlich. Das nicht auszusprechende Krebsgeschwür unserer Zeit findet ideale Voraussetzungen vor, um sich als „Top Secret Message“ ungestört und mit aller Zeit dieser Welt auszubreiten. Es darf und genießt es, da eine Veröffentlichung seiner Existenz für lange Zeit einer persönlichen Schande und Niederlage des Betroffenen gleichkommt. Die Egozentrik unserer Gesellschaftskultur und die befürchtete Isolation des Erkrankten vergrößern unbewusst, aber auch bewusst den Freiraum und die Immunität unseres unbeliebten Freundes immer mehr.

Grundsätzlich kann man das sogar nachvollziehen, haben wir es doch mit einem Gegner zu tun, der uns beschämt, uns unserer Stärken beraubt, uns klein und gescheitert wirken lässt. Ja, gescheitert im Dschungel der Löwen und Tiger, die wir doch alle so gerne wären. Kommen dann noch anmaßende Aussagen wie „Das ist eine starke Frau, die hat nur eine Woche um ihren Mann getrauert!" hinzu, erscheint die Sache doch logisch. „Schwach sein" ist peinlich und passt doch schon lange nicht mehr in eine Zeit, die die Grundelemente ihrer Moral auf Statussymbole, Mit-Mach-Funktion und Smiley-Image aufbaut. Bitte aufwachen!

Natürlich sind das nicht die alleinigen Ursachen. Erlebnisse in der Kindheit, die eigene Erziehung, das soziale Umfeld, Schicksalsschläge, um nur einige zu nennen, haben allesamt die Macht, einen Menschen zu einem Spielball seines Lebens zu degradieren. Die eigene mentale Beschaffenheit und der Charakter spielen hier ebenfalls eine Rolle, bestimmen sie doch sehr frühzeitig, inwieweit und vor allem wie tief die Stürme des Lebens uns treffen können. Der Mensch wird sich aneignen müssen, sich dem Ausmaß und den Folgen dieser Momente besser und vor allem gezielter zu stellen.

Ich bin kein Arzt, kein Therapeut und habe in diesem Bereich keinen akademischen Abschluss. Ich bin ein ehemaliger Torhüter und heutiger Trainer, der verdammt viel erlebt hat. Mein Lehrmeister war und ist das Leben. Ich möchte Sie an meinen Erfahrungen teilhaben lassen und Ihnen an Hand meiner Geschichte davon berichten, wie systematisch und konstant der Abstieg in die Hölle sein kann. Ich möchte die Zeit sehr weit zurückdrehen, um die Ursprünge und Entwicklungsphasen meiner ANGST zu entlarven. Woher kam sie? Was machte sie größer? Warum –

und vor allem wie – wurde sie immer stärker? Ich werde Ihnen aber auch davon berichten, wie die ANGST besiegt werden kann. Sie können sich sicherlich vorstellen, dass dieser Weg steinig und lang war. Ich musste lernen, einen zu Beginn übermächtigen Gegner zu verstehen, ihn zu enttarnen, um ihn später erfolgreich zu vertreiben. Es steckte alles in mir drin. Ich musste lernen zu begreifen, dass ich selbst – ja, Sie hören richtig –, ich selbst zu meinem besten Experten werden musste.

Sich professionelle Hilfe bei einem Therapeuten zu holen, war zwar zu Anfang unumgänglich und wichtig! Aber noch wichtiger waren der eigene Wille und das Ziel, das Leben wieder in die richtige Spur zu bringen, ja wieder lebenswerter zu machen. Lassen wir uns nicht mehr einengen und in die Ecke treiben! Ich ging diesen sicherlich steinigen Weg – organisch war ich gesund – raus aus der Isolation, hinein in die Konfrontation. Ich möchte Ihnen meine Geschichte näherbringen und hoffe, dass die eine oder andere Erfahrung Ihnen nützlich sein wird.

Nach intensiven Jahren, nach zwei Gesprächstherapien und nachdem ich mir ein immenses Wissen anhand zahlreicher Literatur angeeignet hatte und mich in diversen, schließlich erfolgreichen Bewältigungspraktiken geübt hatte, hatte ich nicht nur die Kraft entwickelt, über meine Geschichte zu berichten, meine Ängste zu begreifen, sondern hatte es letztendlich geschafft, sie konsequent zu vertreiben. Glauben Sie mir, manchmal ist das Leben der wahre Lehrmeister, die eigenen Erfahrungen der wichtigste Lehrstoff, um den Weg zum Glück zurückzufinden.

Der Nachweis Ihrer körperlichen Gesundheit durch eine ärztliche Untersuchung sowie die Befolgung aller gesundheitsfördernden Maßnahmen vorausgesetzt:

Nehmen Sie Ihr ganzes Ich, Ihre gesamten Energien in die Hände, rüsten Sie all Ihre Kräfte kampfbereit auf und lassen Sie sich auf das vielleicht größte Abenteuer Ihres Lebens ein.

ICH WÜNSCHE IHNEN DABEI VIEL GLÜCK UND ZUVERSICHT!

HERZLICHST,

Thorsten Albustin

P.S.: Eines möchte ich vorweg noch loswerden. Dass ein gesundes Maß an Angst nicht schädlich, sondern sogar wichtig ist, ist klar. Wird sie hingegen zur krankhaften Angst, kann sie ein Leben zerstören. Die Angst, von der ich berichte, hatte diese Macht. Wenn ich im Folgenden von Angst spreche, werden Sie erfahren, von welcher Art von Angst ich spreche.

Ach ja, eines noch: Offenheit, so wie die meine, bedeutet innere Befreiung, keine Entblößung! Finden Sie den eigenen Weg für Ihre ganz persönliche Offenheit. Die daraus folgende *Konsequenz* wird jeder für sich selbst einschätzen müssen.

Denn, nicht jedem sollte man vertrauen!

Kapitel 1: Drehen wir die Uhr ein wenig zurück...

Anfänge

... Oftmals stellte ich mir die Frage: „Kommen wir mit den gleichen Voraussetzungen auf die Welt?" Wir alle kennen diese standardisierten Redewendungen: „Für deine Gene kannst du nichts!" oder „Da bist du erblich vorbelastet!" Eindeutig geklärt werden können diese „Floskeln" nicht. Vielmehr machte mich die Frage neugierig, ob es Erlebnisse und Schlüsselmomente in meiner Kindheit gegeben hat, die mich als Erwachsenen später haben „angstanfälliger" werden lassen. Ich bin davon überzeugt, dass einer der Hauptgründe in den Anfängen der elterlichen Erziehung liegen kann. Eines vorweg: Ich habe eine gute Erziehung erleben dürfen und eine schöne Kindheit gehabt. Doch darum geht es hier primär nicht. Wichtiger erscheint mir die Frage, ob mich meine Eltern mutig animierend („Traue dir was zu, das schaffst du schon ...") oder eher zu sorgsam erzogen haben („Das ist doch viel zu gefährlich. Stelle dir nur mal vor, was dabei alles passieren könnte ...").

Bei meiner Geschichte sollte erwähnt werden, dass insbesondere im Kleinkindalter den Hauptteil meiner Erziehung, wie üblich, meine Mutter übernahm. Der Vater war, wie viele seiner Zeitgenossen, mit seinem Berufsleben ausgelastet. Meine Mutter ist eine herzensgute Frau, die damals aber leider nicht in der Lage war, ihre zum Teil übertriebene Vorsicht, ihre eigenen bildlichen Ängste vorteilhaft für mich zu filtern. Ausgesprochene Angstzugeständnisse wie „Wie kannst du mir nur so einen Schrecken einjagen, weißt du, was ich mir für Sorgen gemacht habe?" konnten zwar ihre Seele erleichtern, mir hingegen die ersten Erfahrungen mit dem aufgetragenen schlechten Gewissen beibringen.

Ich behaupte sogar, dass diese immer wiederkehrenden, geschürten Gewissensbisse eine Urangst, andere nicht enttäuschen zu wollen, auslösten. Sicherlich kann man argumentieren, dass liebende und umsorgende Eltern ja immer „das Beste für ihre Sprösslinge“ wollen, sie vor den Gefahren des Lebens behüten und beschützen müssen.

Aber stecken die Eltern hier nicht auch in einem Dilemma, den eigenen Verunsicherungen, den eigenen Befürchtungen nicht gewachsen zu sein? Ja ist es nicht sogar eine Art von Selbstschutz, der auf Kosten der Kinder ausgetragen wird? Meine späteren Erkenntnisse scheinen dies zu belegen. Ein weiterer Provokateur war ihre Selbstverständlichkeit, mit mir vor anderen glänzen zu müssen. Wenn ich mit meiner Mutter Leute besuchte, kam ich mir teilweise wie ein „polierter Pokal“ vor, nur um ihrem Anspruchsdenken und ihrer Eitelkeit gerecht zu werden. Die Frisur wurde gestriegelt, die obersten Knöpfe des Hemdes wurden akkurat geschlossen und die Hose sicherheitshalber nochmals gebügelt. So weit, so gut, alles noch im erträglichen Rahmen. Kam aber noch die rigorose Aufforderung „Benimm dich bloß, ich möchte mich nicht blamieren!“ dazu, wurde die Schlinge um meinen Hals immer enger, eine Antipathie gegen Besuche dieser Art frühzeitig geweckt. Das Schema dieser Methoden hielt bis zu meiner Volljährigkeit an. Ich glaube, dass damals der fruchtbare Nährboden gelegt wurde, auf dem meine späteren Erwartungs- und Versagensängste gedeihen konnten. Irgendwie entstand für mich ein Konflikt zwischen einer externen Erwartungshaltung und dem eigenen Anspruch, es besonders gut machen zu wollen. Ich wollte ja niemanden enttäuschen. Für mich stand fest: Nur wenn du etwas leistest, bist du gut und wertvoll. Fast unbemerkt schlich sich eine Art Perfektionismus ein, der mir als Erwachsener zwar das ein oder andere Mal sehr behilflich sein konnte, in der Kehrseite das Leben aber auch zur Hölle machte. „Was ist, wenn ich versage? Welche Werte habe ich dann überhaupt noch? Wer oder was bin ich dann?“

Heute weiß ich, dass zu dieser Zeit Gefühle geweckt wurden, die mich später noch einmal bitter einholen sollten. Eine erste Anpassung meinerseits, diesem Wertesystem gerecht zu werden, war erfolgt. Ich vermute, dass ein Kind, das in einem sorgen- und angstvollen Umfeld aufwächst, sehr frühzeitig zu übertriebenen Angstreaktionen neigen kann, da es auf unbewusste Art und Weise vorbelastet ist.

Sicherlich kamen weitere Ereignisse hinzu, die mich in ihrer fast schon traumatisierenden Wirkung empfindlich trafen. Ich möchte Ihnen nun zwei einschneidende Erfahrungen, die weitere Risse in meinen Panzer schnitten, kurz schildern.

Erlebnis 1: Die Lawine

Dieses nachhaltige Erlebnis widerfuhr mir im Alter von acht Jahren. Wenn ich mich heute daran zurückerinnere, habe ich die dramatischen Bilder sofort vor meinem geistigen Auge. Es war ein wunderschöner Wintertag mit sehr viel Sonnenschein und einem blauen Himmel, wie man ihn wohl nur in den Bergen erleben kann. Ich fuhr mit meinem Vater an der Seite mit dem Sessellift Richtung Bergstation. Als wir die Hälfte unserer Sesselfahrt hinter uns gelassen hatten, sprengte ein plötzlich grollender Donner die Idylle der Winterlandschaft. Eine Lawine war abgegangen, deren Schneestaub den gesamten Bergabschnitt in ein undurchsichtiges Nebeltal verwandelte. Mein Herz klopfte bis zum Hals. Wir hielten uns die Augen zu und begruben unsere Gesichter in den Jacken, um Schutz vor den fein aufgelösten Schneepartikeln zu erhalten. Man konnte dieses Szenario getrost mit den verheerenden Auswirkungen eines Sandsturmes vergleichen. Als wir endlich an der Bergstation ankamen, hatte sich die Sicht zum Glück wieder deutlich verbessert. Dennoch hatten wir beide noch mit dem Schreck und seinen Folgen zu kämpfen. Dieser sollte nicht geringer werden, als wir wenige Skischwünge weiter das Ausmaß des Lawinenabgangs, aber auch unser persönliches Glück vorfinden konnten. Mein Magen zog sich zusammen und der Kloß in meinem Hals wurde größer und größer. Der Abgang der Lawine war direkt über dem gesicherten Streckenabschnitt erfolgt, und die Suche nach begrabenen Menschen war in vollem Gange. Der plötzlich auftretende Gedanke, dass es uns hätte treffen können, falls wir etwas früher gestartet wären, löste bei mir ein beklemmendes Angstgefühl aus. Ist doch nichts passiert, hätte man denken können. Der 8-jährige Knirps, der ich damals war, hatte mit den Umständen dieses Dramas wesentlich länger zu kämpfen. Alpträume in den Nächten, mit dem zerstörenden Gefühl, lebendig begraben zu sein, waren unter anderem die Folge. Die Angst sendete ein intensives, einprägendes Grußwort an meine Seele.

Ereignis 2: Im Schwimmbad

Zwei Jahre später passierte mir, seitdem klaustrophobisch vorbelastet, etwas Ähnliches. Es geschah an einem Tag im Freibad. Eigentlich war alles wie immer. Wir tollten herum, sprangen vom Sprungturm, schwammen, tauchten, kurzum: Ich hatte eine Menge Spaß. Irgendwann hatte ein Bekannter, der am Beckenrand stand, einen „brillanten“ Einfall. Ich befand mich am Beckenrand im Wasser, hatte meine Füße auf den Beckenrand aufgelegt und dachte an nichts Böses. „Gib mir mal deine Füße, ich zeige dir was!“, forderte er mich überschwänglich auf. Gesagt, getan. Er packte mich an den Knöcheln, hob mich hoch und tauchte mich kopfüber ins Wasser. Der wehrlose Zustand unter Wasser dauerte vielleicht nur wenige Sekunden, mir kam er hingegen ewig vor. Das alte, mit Panik erfüllte Beklemmungsgefühl war wieder da und wurde, da bin ich mir sicher, weiter verstärkt. Die für mich endlose Zeitspanne unter Wasser, das lähmende Gefühl „nichts tun zu können“ gipfelte in panikartigen Gefühlen, die mein Grauen vor Enge traumatisch verstärkten.

Mein heutiger Kenntnisstand sagt mir, dass Angst nicht nur in einer Form erhalten bleiben muss, sondern sich anpassungsfähig ausbreiten kann. Hat sie ihr Opfer erst einmal durchschaut und seine Schwachpunkte enttarnt, kann sie sogar sehr gefräßig werden. Manchmal kam es mir so vor, dass sich die Angst immer mehr Gebiete erobern und immer mehr Macht in Anspruch nehmen wollte, ja immer mehr Besitz von mir ergreifen konnte. Platzangst, Angst vor Enge, Verlustängste, Prüfungsängste und so weiter – all diese Ängste hatten bei mir einen willkommenen Platz gefunden. Bis ich sie vertrieb! Folgeträchtige Ängste können ihre ersten Brutplätze im Kindesalter finden, ich habe es erlebt.

Auslöser im Alltag…

1994/1995…

Die darauffolgenden Jahre verliefen problemfrei. Ich hatte eine Menge Freunde, die schulischen Herausforderungen fielen mir leicht und im Fußball erklomm ich ungeahnte Höhen.

Mein damaliger Verein hieß Dinslaken 09 und war meine erste wirkliche sportliche Station. Hier begann meine Torhüterlaufbahn. In meinem ersten Seniorenjahr war ich dritter Keeper der 4-klassigen Verbandsliga-Mannschaft und spielte regelmäßig in der 2. Mannschaft – in der Kreisliga A. Dort konnte ich mit konstant guten Leistungen für Furore sorgen und wurde in meinem zweiten Seniorenjahr folgerichtig die Nr. 1 der „1.". Auch hier entwickelte ich mich sehr schnell zum Leistungsträger und stieg mit meiner Mannschaft in die neu gegründete viert-klassige Oberliga Nordrhein auf. Es dauerte nicht lange und andere höherklassige Clubs wurden auf mich aufmerksam. Dinslaken 09 stand für eine sehr unbeschwerte Zeit, in der mir nahezu alles gelang. Rückschläge waren mir damals noch völlig fremd. In Dinslaken hatten wir ein sehr familiäres Umfeld, jeder kam mit jedem gut aus und wir hatten auch im Team eine unglaublich gute Kameradschaft; trafen uns auch privat! Elf Freunde müsst ihr sein? Nicht ganz, aber wir waren sehr nah dran. Dinslaken 09 war ganz bestimmt nicht meine erfolgreichste Station, vielleicht aber die schönste! Demnach beschloss ich, nach dem Ende meiner Zivildienstzeit ein Studium zu beginnen, dass ich mir auf Grund meiner Torhüterqualitäten sogar selbstständig finanzieren konnte. Mit Anfang 20, als ich meine spätere Frau kennenlernte, war mein Glück komplett und alles schien perfekt. Das Leben zeigte mir zu diesen Zeiten fast ausschließlich seine Sonnenseiten. „Perfekt!" – Da war ES, dieses 100%-Wort, das zum Gradmesser meiner Zufriedenheit werde sollte. Leider …

Wie es das Schicksal so wollte, fing ich an, über mein Glück nachzudenken. Mir schossen Gedanken durch den Kopf, wie es wohl wäre, wenn es mal nicht mehr so sein sollte. Mit voranschreitender Zeit automatisierte sich zunehmend die Frage „Was wird sein, wenn dich dein Glück einmal verlässt?" Diese zuvor nicht gekannte Verunsicherung machte mir immer mehr zu schaffen. Ich entwickelte fast unbemerkt eine neue Art von Angst: die Angst vor zu viel Glück. Dumm, denken Sie? Ja, zum damaligen Zeitpunkt sicherlich, aber nicht zu verhindern.

Mein Unterbewusstsein signalisierte mir deutlich, dass ein 100%-Leben, ein vollkommen sicheres Leben, ein Leben ohne Niederlagen doch eher ausgeschlossen erschien. Die möglichen Unwegsamkeiten des Erwachsenenlebens überrollten mich in nur einem Moment. Synchron holte mich meine Urangst aus der längst vergessenen Vergangenheit ein. Längst vergessen? Das dachte ich zumindest damals. „Du bist nur dann etwas wert, wenn du erfolgreich bist!", schallte es wieder in meinen Ohren. Ach ja, und das bitte schön auf allen Ebenen. Ein Kampf gegen Windmühlen stand mir bevor, ich fühlte es.

Sommer 1995 …

In diesem Jahr wechselte ich zum Fußballbundesligisten MSV Duisburg. Die gerechte Belohnung für meine tollen Leistungen in Dinslaken. Das war für mich natürlich eine unglaubliche Heraus-

forderung! Natürlich eine komplett andere Welt. Raus aus der wohlbehüteten Idylle in Dinslaken, mit Vollgas in den bezahlten Fußball. Ein großer Sprung. Ohne Frage! Denn den neuen Anforderungen musste ich mich natürlich erst einmal stellen. Doch ehrgeizig und positiv verrückt wie ich war, konnte ich mich dem Bundesliganiveau sehr schnell annähern. Ich glänzte mit tollen Leistungen in der Amateurmannschaft und wurde sehr bald ein fester Bestandteil der Bundesligamannschaft. Samstags saß ich bei den Bundesligaspielen auf der Bank, sonntags konnte ich bei den Amateuren wichtige Spielpraxis sammeln. Eine optimale Konstellation. Beim MSV Duisburg konnte ich auch meinen ersten Bundesligaeinsatz feiern, mit dem ich mir einen Kindheitstraum erfüllen konnte. Ein unglaublich emotionaler Moment. (Ich wurde beim 1:1 in Hamburg beim großen HSV eingewechselt…!)

Ja, die MSV-Zeit war eine sehr spannende, zugleich aber auch lehrreiche Zeit.

Doch diese Zeit wurde auch von einem einschneidenden Erlebnis überschattet, dass mir meine vorherige Leichtigkeit nehmen sollte, im Fußballtor sowie im normalen Leben. Gemerkt hatte es keiner, denn meine Leistungen waren und blieben überdurchschnittlich gut.

An diesen verdammten Sonntag im März 1996 kann ich mich sogar heute noch gut erinnern. Ein schwarzer Sonntag! Dem enorm ehrgeizigen und talentierten Keeper unterlief in einem MSV-Amateur-Heimspiel ein folgenschwerer Fehler. – Ist doch nur ein Fehler? Na klar, absolut richtig! Doch dieser Patzer hatte für mich damals einen wirklich teuflischen Beigeschmack. Für mich! – Für die Mannschaft, für unsere Saisonziele? Absolut unerheblich!

Für mich hingegen wegweisend…

Was war passiert? Es lief die 25. Spielminute, Spielstand 0:0. Der gegnerische Mittelfeldspieler konnte sich ungestört in Richtung 16-Meterraum durchspielen und zog aus circa 25 Metern einfach ab. Der Ball kam frontal in Kopfhöhe auf mich zu und begann zu „flattern". Kein einfacher Ball für einen Torhüter, auch wenn dieser von „draußen" wesentlich einfacher aussehen mag. Egal, für mich war er an diesem Tag einfach zu schwer. Ich beobachtete die Flugbahn, machte mich kleiner, anstatt „oben" zu bleiben und spürte, wie Knie und Hände zu zittern begannen. Meine Nerven flatterten. Der Anfang vom Ende. Wie paralysiert sah ich meinem Scheitern teilnahmslos zu und der Ball rutschte durch meine Hände – und das vor den Augen des zuschauenden Profitrainers. Oh nein! Ein schlimmer Moment, in dem ich mich am liebsten in Luft aufgelöst hätte!

Die Zeit danach? Genauso übel! Denn ein Nachstellen, eine wettkampfnahe Verbesserung dieses Schusses im Training war kaum möglich. ⚽

Da in der Regel Schüsse aus solchen Distanzen, mit solchen Tücken, nicht wöchentlich, sondern eher alle Jubeljahre vorkommen, kann für den angeschlagenen Keeper eigentlich nur eines gelten: „Mund abputzen und weiter geht's!" Für mich war das in meiner Misere unmöglich. Mein Kartenhaus fiel nach langer Zeit, dafür aber umso heftiger in sich zusammen. Der „Möchtegern"-Perfektionist musste sich mit einer Begebenheit arrangieren, ein Fehlverhalten akzeptieren, das in den nächsten Spielen nicht zu korrigieren, schon gar nicht wiedergutzumachen war. Nein, es war ein verdammtes Kopfproblem!

Und dieses Problem schleppte ich seitdem wie einen zentnerschweren Rucksack mit mir herum. Tagelang? Nein, drei verflucht lange Jahre. Die ungewollte Gabe, negatives Gedankengut zu automatisieren, fand hier ihren Anfang! Da bin ich mir sicher!

Da stand ich nun mit meinem Talent, mit einem Leben voller Sonnenschein, den ich von nun an immer seltener spüren sollte. Ich wurde an einer meiner empfindlichsten Stellen brutal getroffen und hatte auf gnadenlose Art und Weise erfahren müssen, dass 100 % nun nicht mehr möglich sind. Diese Situation, in der andere vielleicht nur müde lächelnd gekontert hätten: „Kann doch jedem mal passieren“, stellte für mich mehr als nur ein persönliches Erdbeben dar. Meine bis dato fast schon zwanghaften Befürchtungen wurden real und an meinem zuvor noch blauen Himmel zogen dunkle Wolken auf. Die Bombe meiner Urängste wurde geschärft, ausgelöst durch einen fehlerhaften Moment, einem Staubkorn in meiner gesamten Zeitspanne – und doch mit unvorstellbarer Wucht! Heute weiß ich, wie verletzbar und anfällig ich war, wie dünn mein Eis, auf dem ich mich bewegte. Die Angst vor dem nächsten Versagen war von nun an mein Begleiter. Sie wurde zum festen Bestandteil meiner Persönlichkeit, biss sich wie eine Zecke an meiner Seele fest.

Für meinen weiteren Werdegang ergaben sich bis dato kaum Konsequenzen, da mein Kämpferherz sich wirksam wehren konnte. Meine Lockerheit, mein innerer Frieden hingegen wurden arg getroffen.

Ab Januar 1996...

Alles wurde zunehmend anstrengender, der eine Fauxpas meines Torhüterlebens ließ mich nicht mehr los. Er kreiste grundsätzlich, vor allem aber wenn ich das Fußballfeld betrat, immer in meinem Schädel. Ich versuchte „diesen Ball" mit Hilfe meiner Mannschaftskameraden nach dem normalen Training nachzustellen: „Hey Sven, Alex! Könnt ihr mir mal 20 ‚Flatterbälle' aus 25 Meter frontal auf die Kiste knallen?" – „Hey Albu, wieso das denn? Du fischt Bälle aus kürzester Distanz aus dem Giebel und jetzt sowas?", antworteten sie leicht irritiert. „Ach, fragt nicht, macht einfach...", hielt ich genervt dagegen. Ich war wie in einem Wahn, der mich immer weiter nach unten zog!

Die von mir erhoffte 1 zu 1-Nachstellung stellte sich leider Gottes nicht ein. Und in den Spielen kam dieser Ball auch nicht mehr vor. Nur in meinem Kopf, 10000 Mal... Ein absolutes Dilemma! Topspiele verloren ihren Wert, da ich mal wieder nicht die Gelegenheit bekommen hatte, mein „Ball-Trauma" auszumerzen, ich mir meinen sehnlichen Wunsch nach Wiedergutmachung erneut nicht erfüllen konnte. Denn mein eitler, „kranker" Wahn, mein einsamer, nicht zu gewinnender Kampf stand mir breitschultrig im Weg und versaute all das, was eigentlich gut war!

Dass ich nicht mehr sehen konnte...

... ist aus meiner heutigen Sicht nahezu pervers. Damals? Der ganz normale Wahnsinn, den ich als normal angesehen hatte! Der Mensch ist dumm, nicht wahr? Und: LIVE IS KING! Verschwendete Lebensenergie, verschwendete Lebenszeit? Ist dem wirklich so? Oder ist es nicht vielmehr der Beweis der allzeit existierenden viel zitierten Kehrseite der Medaille, die uns das Leben so oft vor Augen führt...

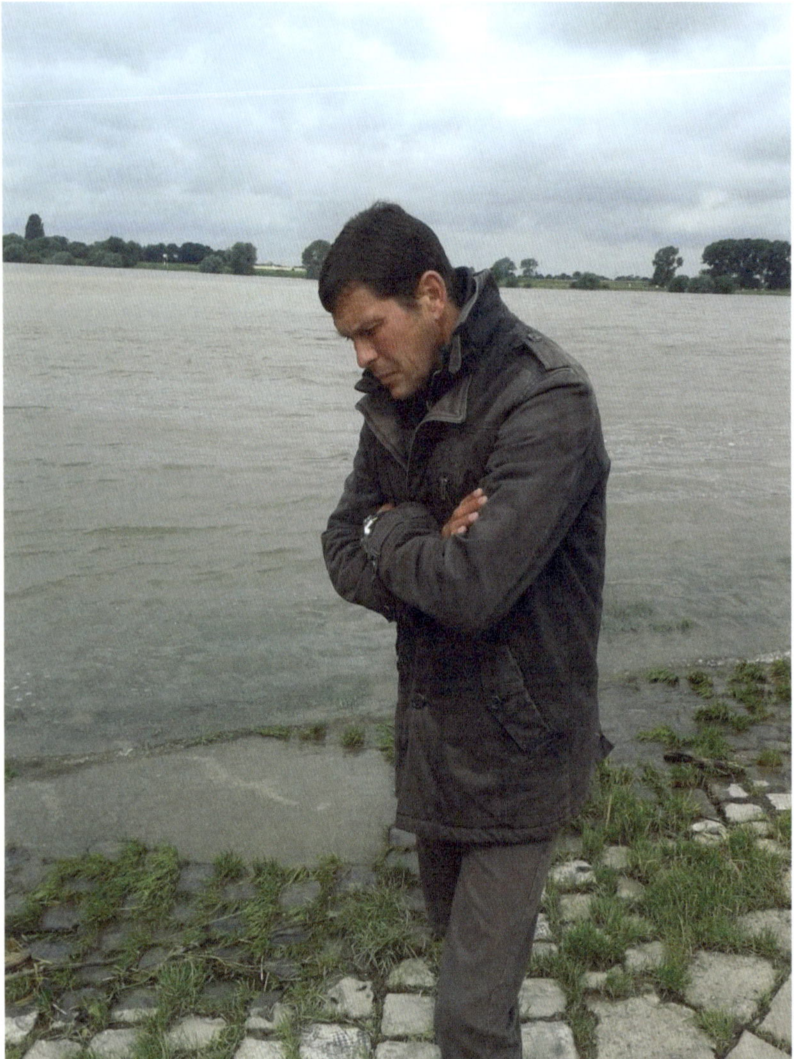

Denn den Weg zu zwei weiteren Bundesligaspielen – diesmal über die komplette Spielzeit – fand der ehemalige Kreisliga A-Keeper dennoch. Mein Fanatismus brachte mich dorthin und steuerte

mein Leben ins AUS? Einfach unglaublich, was sich „Menschen“ in ihrer Besessenheit und Verzweiflung oftmals antun! Ohne Rücksicht auf Verluste!

Die Fähigkeit „Unangenehmes zu schlucken“, zu kämpfen und weiterzumachen sollte mir später aber noch mein Leben retten ...

Seit jenem Tag vor etwa 20 Jahren begann für mich ein Leidensweg, dessen bittere Tiefen ich damals glücklicherweise noch nicht erahnen konnte. Mein innerer Druck steigerte sich Jahr um Jahr. Sicherlich gab es auch schöne, lebenswerte Phasen, tendenziell ging es aber stetig bergab. Mein Tagesgeschäft erledigte ich wie gewohnt und konnte somit meine Sorgen und Befürchtungen vor anderen, auch vor meinen engsten Vertrauten, gut verbergen. Die Last meines angstgefüllten Rucksacks, nochmal so zu „versagen“, wurde jedoch immer schwerer. Ich hatte damals noch nicht die Einsicht, vielleicht auch nicht den Mut, darüber zu sprechen. Meine allgemeine Funktion war mir wichtiger und über meinen sportlichen Verlust tröstete ich mich mit bekannten Durchhalteparolen „So bist du halt, das wird schon wieder!“ hinweg. Natürlich ein Fehler! Zudem hatte ich Angst, mein Gesicht zu verlieren. Wie würde ich denn vor den anderen dastehen? Ich bin doch so ein toller Hecht! *Eigentlich paradox, doch ich, der sich als toller Hecht ansah, fühlte diesen Status eigentlich nur vor anderen. Meine innere, selbstzerstörende Stimme wurde hingegen immer lauter und schrie: „Looser!!“ Und ich empfand dies als normal!* Das war ebenfalls falsch, aber ich hatte meine sich anbahnende und wahrscheinlich schon existierende Krankheit noch nicht für möglich gehalten. Ich war nicht depressiv, aber gebeutelt und erschüttert vom stetig gestiegenen Leidensdruck.

Ich hatte die Angst in ihrem schleichenden Ausmaß, ihrer geschickten Tarnung noch nicht entdecken können, vielleicht vergleichbar mit hochprozentigem Alkohol. Die ersten „Gläschen" sind durch ihre stimmungsfördernde Wirkung bei manchen kaum spürbar, das nächstfolgende kann jedoch schon das entscheidende Glas zu viel sein. Die wirklichen Angstzustände, die mich bald erreichen sollten, hatten zu dieser Zeit sicherlich schon ihre Messer gewetzt. Ich hatte ihre Anzeichen nicht erkannt, ich sollte sie noch kennen lernen. Ein Fehler? Damals nicht, ich hatte ja keine Ahnung. Ein warnendes Beispiel? Auf jeden Fall. Ich hätte auf meine inneren Alarmglocken hören sollen, anhaltende Unruhe und Verstimmung nicht unterschätzen dürfen. Es war, auch wenn es schon laut erschien, nur die Ruhe vor dem Sturm.

Ohnmacht & Schmerz

Sommer 1998...

Ich wechselte zur Borussia nach Mönchengladbach. Besser: mein traumatischer Ball, mein Leidensrucksack, mein weiterhin sportlich ungebrochener Ehrgeiz und halt ich...

Nichtsdestotrotz. Es war eine weitere sportliche Steigerung. Ganz nach meinem Geschmack, ganz nach meiner „perfekten" Vorstellung. In einer Zeit, in der ich die Kontrolle über mein Leben verlor. Oder auch nicht? Denn Erfolg lenkt von den eigentlichen Problemen dankbar, aber auch trügerisch ab. Die Borussia war und ist ein sehr traditionsreicher Verein. Mit tollen Fans, einem damals meist ausverkauften Bökelberg und dennoch familiär. Ich war trotz meiner Probleme megastolz, dort spielen zu dürfen, und konnte meinen Gedankenteufel irgendwie, vor allem aber unbewusst beiseite wischen. Der neue Kick der sportlichen Herausforderung lenkte mich zu sehr ab! Bei der Borussia machte ich zwei weitere Bundesligaspiele. Jeweils von Beginn an, jeweils über 90 Minuten. Zweimal auswärts, vor ausverkauften Stadien. Ein klasse Spiel in Freiburg, bei dem ich sogar einen Elfmeter „festhalten!" konnte, und ein schwächeres Spiel bei Werder Bremen. Das waren die intensivsten sportlichen Minuten meines Lebens, die ich sicherlich niemals vergessen werde.

Dass ich mich in diesen Spielen so präsentieren konnte, bewies mir, dass ich ein großes Talent zum Kämpfen in mir trug. Es machte mir aber auch klar, dass ich den Kick der Ablenkung brauchte, um mich und meine Stärken wieder wahrzunehmen, um meine eigene Wertschätzung, die Liebe zu mir selbst, zu spüren. Die neue, wenn auch anstrengende Herausforderung war es, die mein vorhandenes Kämpferherz zu neuem Leben erweckte. Sie war es, die mich von meinen tagtäglich größer werdenden Sorgen ablenken konnte, mir neues Leben einhauchte! Paradox. Ich spielte Fußballbundesliga, wurde für das normale Leben aber zunehmend schwächer. Ein Paradoxon, mit dem ich mich in dem damaligen Rausch des Erfolges sehr gut arrangieren konnte.

Denn mein Leiden machte endlich Sinn! Das dachte ich zumindest! Der ganze Aufwand, meinen missglückten Fauxpas auszumerzen, sei es im Training oder immer und stetig erwartend während eines Spieles, schien sich gelohnt zu haben. Mein hart erarbeiteter Werdegang bekam in Deutschlands Elite-Liga Nr. 1 seine Berechtigung. Das redete ich mir damals – und dazu stehe ich noch heute – einfach ein. Ich hatte es ja auch genauso empfun-

den, denn der Rausch des Erfolges kann einem die Augen vor den wahren Problemen wahrhaftig verschließen.

Sie ganz einfach ausblenden. Nicht grundlos!

Denn immerhin befand ich mich ja auf dem Höhepunkt meines Torhüterlebens.

Dem Sinn meines Lebens! Meinem wichtigsten Lebensbereich! Wie naiv…

Nach zwei wirklich guten Jahren wurde mein Vertrag dann aber nicht verlängert. Mit meinen damals 26 Jahren war ich für die Amateurmannschaft mittlerweile zu alt und für das Bundesligateam vielleicht nicht gut genug. Meine Startposition Kreisliga A holte mich damals ein und zeigte mir meine sportlichen Grenzen auf. Das war natürlich bitter. Nichtdestotrotz, Gladbach war ein super Verein mit einem ganz besonderen Flair. Und die stetig neuen Herausforderungen verlagerten meinen Fokus auf das JETZT und ich konnte meinen sportlichen Zenit erklimmen. Ein gutes Gefühl!

Der traumatisch gewordene Fehler von einst konnte vorerst zum Schweigen gebracht werden.

Die Zeit danach: gefährliche Stille, ungewolltes Aufarbeiten und der große Schritt in ein neues, zweites berufliches Standbein. Eine Ausbildung zum Industriekaufmann – anstatt Profi-Fußball! Ein Glücksfall für meine Familie, denn wenig später kam meine Tochter auf die Welt.

Mein freier Fall in die Depression schien trotz des familiären Glücks aber unvermeidbar. Mein negatives Gedankengut bekam neuen Treibstoff! Meine Urängste wetzten ihre Messer und ich stand ihnen nackt und unbewaffnet gegenüber. Die Fakten des

mir meine zu viel gewordenen Kilos wieder ab und meine alte Form kehrte zurück. Es war beinahe so wie früher. Doch irgendwie lagen der Trainer und ich nicht auf einer Wellenlänge. Trotz guter Leistungen spürte ich kein Vertrauen. Und mein beklemmendes Bauchgefühl sollte mich nicht täuschen, denn zur Rückserie wollte mein Torwarttrainer, zuvor mein Vorgänger im Tor des SV Schermbeck, wieder selbst zurück ins Tor. Eine unglaubliche, fast schon bizarre Situation. Gebeutelt von dem Frust der letzten Jahre und dem Wissen, dass mein Trainer und mein Torwarttrainer sehr gut miteinander konnten, wollte ich diesen Kampf dann nicht mehr kämpfen. Ich wusste, dass ich diesen nicht gewinnen konnte.

Die Zeit in Schermbeck möchte ich dennoch nicht missen, denn sie war für eine längere Zeit wie ein letzter Sonnenstrahl, der durch die immer dunkler werdende Wolkenwand noch einmal hindurchzuscheinen schien.

Ein letztes Aufflackern meiner alten Klasse, ein letzter Gruß von MIR!

Das einzig Positive an dieser Station. Was mir nichts bedeutete, denn der Traum einer Torhüterlaufbahn – so wie ich sie mir vorgestellt hatte – war von nun an endgültig geplatzt. Nach diesem Vorfall war mein Wille zur Gegenwehr gebrochen. Ich verließ den Verein in der Winterpause und heuerte nochmal bei einem Bezirksligisten (7. Liga für 3 kurze Monate) an.

Es schien keinen Sinn mehr zu machen und meine Handschuhe kamen an den Nagel.

Viel entscheidender dafür war aber ein ganz anderes Ereignis.

Die Angst verpasste mir einen letzten, aber wegweisenden Knock-Out.

Unfassbar, als die Angst mich in meiner Welt, in meinem Territorium, während eines Fußballspieles auf unterer Amateurebene packte, kam mir wie automatisch der rettende Gedanke „Nichts wie weg!“ in den Sinn. Völlig verstört verließ ich mit einer vorgetäuschten Verletzung das Feld. In diesem Moment, als mir das Wertvollste in meinem Leben genommen wurde, war das Maß des Erträglichen erreicht. Ich empfand eine schmerzende Art von Ohnmacht und musste mir eingestehen, dass nicht ich, sondern die Angst mich kontrollierte. Sie hatte die Herrschaft über mein Leben an sich gerissen, mir die freie Entscheidungskraft genommen. „Ich sage dir, was gefährlich ist! Ich bestimme, was du machen darfst! Ja, ich treffe ab jetzt die Entscheidungen! Wehe, du widersetzt dich, du weißt, was dir dann blüht!“ Ich kapitulierte und kraftlos, wie ich mittlerweile war, entschied ich mich für den damals einzig möglichen, den bequemen Weg: Ich begann, der Angst zu glauben. Ich begann zu vermeiden. Alles darf mir widerfahren, nur niemals mehr dieser Zustand von absoluter Hilflosigkeit.

2004…

Meine sportliche Hinrichtung geschah an einem Mittwoch- oder Donnerstagabend. So genau weiß ich es nicht mehr. Das ist auch nicht so wichtig, denn es war ein unbedeutendes Pokalspiel auf Bezirksebene irgendwo im Bocholter Raum, die 2. oder 3.

Runde vor nicht mehr als 50 Zuschauern. „Hochbrisant!" Vor allem für mich.

Denn in Halbzeit zwei gingen für mich die Lichter aus! Passend zur Tageszeit! Die Abenddämmerung setzte so langsam ein und die Sicht wurde für alle Beteiligten immer schummeriger. „Wird Zeit, das Flutlicht anzuschalten!", grummelte ich etwas genervt vor mich hin und fühlte mich zunehmend unwohler. Die Angst schielte gierig durch den Türspalt meiner Seele. An die nächsten knapp zwei Minuten kann ich mich sogar heute noch ganz genau erinnern, denn „Bockmist" bleibt leider hängen, so tickt der Mensch nun mal.

Ein guter Freund aus Bocholt wollte sich dieses „packende" Match nicht entgehen lassen. Oder wollte er den abgetakelten, längst über den Zenit hinaus spielenden Keeper Albustin noch einmal „bewundern"? Keine Ahnung. Mein Zynismus hat hier eigentlich auch nichts verloren, denn mit dem, was dann passierte, hatte keiner gerechnet.

Eine unfreiwillige Sondereinlage meinerseits!

Passend zur Tageszeit?

Nein, denn es wurde tiefschwarz!

Es geschah kurz nach dem Anpfiff zur zweiten Halbzeit. Mein Kumpel schlenderte hinter meinem Tor in Richtung anderer Zuschauerseite und blieb kurz stehen. Meine Mannschaft beackerte den Gegner gerade in dessen Spielhälfte und es war Zeit da, sich kurz zu begrüßen und ein paar Worte zu wechseln. Allein an diesem Szenario konnte man sehen, dass es den Keeper mit Tunnelblick, der ich einst mal war, nicht mehr gab. Der Smalltalk schien wichtiger. Früher unvorstellbar! Ein sportlicher Verfall! Ohne Frage…

Doch in mir brodelte etwas ganz anderes. Das dämmrige Licht verschlechterte die Sicht immer mehr und ich bemühte mich, anstrengend blinzelnd, nicht die Übersicht zu verlieren. Ich konnte das Spielgeschehen nur noch verschwommen und in Grundrissen verfolgen und die Angst warf ihre Anker aus. Das Spielfeld schien sich zu drehen und ich bemerkte, wie ich allmählich meine Kontrolle verlor. Mein Herz raste, mein Magen zog sich zusammen und ich hatte das Gefühl, mich nicht mehr länger auf den Beinen halten zu können. Mein Panikgefühl, dass ich ja schon in anderen Situationen unfreiwillig kennen und fürchten gelernt hatte, zog mich zu Boden. „Oh, verdammt, bitte nicht jetzt. Nicht hier!" Ich wankte wie ein angeschlagener Boxer hin und her und der Boden unter mir bebte.

Ich spürte, was passiert, konnte meinen Untergang aber nicht aufhalten!

Meinem Freund blieb mein Kampf nicht verborgen und er fragte leicht verwundert: „Was ist los, Albu? Alles in Ordnung?" Geistesgegenwärtig fiel mir instinktiv die rettende Lösung ein und ich ließ mich einfach zu Boden fallen. „Ich habe mich vertreten, eine Zerrung! Der Muskel ist durch. Ich muss raus. Herr Schiedsrichter, Trainer!! Ich muss raus. Bitte wechseln! Schnell!!" Der Physiotherapeut meiner Truppe rannte eilig auf mich zu und wollte mich behandeln! „Lass es! Keine Chance, ich muss raus!", stotterte ich mit zittriger Stimme, wohl wissend, dass ich jetzt endlich in Bewegung kommen musste, ich nicht mehr stillhalten konnte. Ja, dass ich einfach nur von hier wegmusste. Die Blicke meiner Mitspieler, meines Trainers, meines Freundes, eigentlich von allen, die mich kannten, waren besorgt bis erstaunt, denn so hatten sie mich noch nie erlebt. Der Anfang vom Ende. Mein letztes Spiel!

Kann sterben schlimmer sein? Ich weiß es nicht.

Nach Spielende stand ich geduscht und umgezogen im Terrassenbereich des Clubhauses. Der Sog der Panik ließ nach dem Verlassen des Spielfeldes nach. Er war weg! Wie eine Gewitterfront, die, nachdem sie sich entladen hatte, einfach weiterzieht. So als wäre nichts gewesen.

Ich zog an einer Zigarette und hatte mich beruhigt. „Mensch, so was Dummes ist mir ja noch nie passiert. Ich habe mir richtig ‚Einen' reingehauen!", sprach ich enttäuscht, aber auch berechnend cool zu den anderen. Man hat ja seinen Ruf, sein Image zu verteidigen. Ich war jung und naiv und der Eindruck vor anderen bedeutete mir viel. Aus heutiger Sicht beschämend und lächerlich zugleich! Damals sollte das halt so sein. Der schlimmste Effekt dieses Abends blieb mir dabei nicht verborgen.

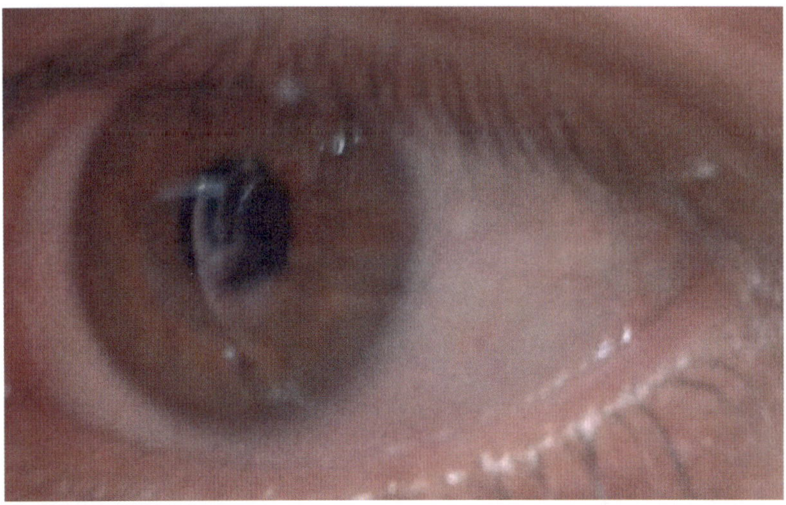

Seitdem hatte ich die Angst stets vor Augen. Oder sie mich?

Denn ich spürte ganz tief in mir, dass ich ein Fußballfeld als Torhüter nie mehr betreten könnte. Das war der bitterste Moment meines Lebens und harte Zeiten standen mir bevor!

Ich beendete nicht nur meine sportliche Laufbahn, sondern vermied fortan alle Situationen, die mich in diesen Alptraum hätten zurückversetzen können. Situationen, in denen nicht die Möglichkeit zur Flucht bestand, waren von nun an tabu. Die Fahrt mit dem Aufzug, der Aufenthalt in Menschenmassen, das Referat vor wissbegierigem Publikum, um nur einige zu nennen. Aus, Schluss und vorbei! Hier hat die Angst alle Macht, hier genießt und inszeniert sie ihre Momente. Dass ich ihr damit nur in die Karten spielte, wurde mir erst viel später bewusst. Ich minimierte mein Wagnis, so gut es ging, und merkte zu Beginn nicht, dass, indem ich die von mir gefürchteten Situationen mied, mein Respekt vor ihnen immer größer wurde. Eine Rückkehr in die Normalität, in mein altes Leben wurde immer unwahrscheinlicher. Der Graben zwischen dem Jetzt und Früher vergrößerte sich konstant und wurde durch die manipulierende Kraft meines Gegners legitimiert. Ich hatte mich in einen Teufelskreis begeben, in dem ich noch nie der Steuermann war. Vielmehr wurde ich zum Spielball teuflischer Launen und mein persönlicher Abstieg begann…

Der gedankliche „Worst Case“

Oktober 2004. „Knapp fünf Monate nach meinem unfreiwilligen Rückzug aus dem Fußball: Ich sitze auf dem Bürosessel meines verhassten Bürolebens, den Telefonhörer zitternd vor Wut und Angst in der Hand und lasse die Vorwürfe meines hinterfotzigen Vorgesetzten über mich ergehen. Plötzlich bricht es aus mir heraus: „Das kannst du sehen, wie du willst. Ist mir egal! Weißt du was, mach deinen Scheiß alleine! Ich fahre jetzt nach Hause.“ Rums! Ich lasse den Hörer knallend aufs Telefon fallen, ziehe mir wie in Trance meine Jacke über und flüchte gedankenlos aus dem Bürogebäude. Es war der letzte Tag meines fremd bestimmten Lebens und dennoch der schwerste Tag zugleich. Meine Sportlerkarriere war beendet. Ein aktives Comeback, ganz gleich in welcher Spielkasse, nicht vorstellbar. Mein einstiges Selbstwertgefühl war von der in mir wuchernden Angst rücksichtslos ersetzt worden und zu Hause erwarteten mich meine Frau und meine zweijährige Tochter, denen ich gerade das letzte Stück Sicherheit unseres Familienlebens genommen hatte.

Wie soll ich es ihr bloß beibringen, wie soll es überhaupt weitergehen?

Ich stand vor dem existentiellen und gesundheitlichen Nichts.“

Diese Art von Selbstaufgabe hatte gravierende Folgen. Da die Angst, wie ich eingangs schon erwähnte, sehr gefräßig ist, beließ sie es nicht bei den Situationen, vor denen ich mich fürchtete, sondern erweiterte ihr anvisiertes Feld beliebig. Sie begann, meinen Alltag zu attackieren.

Der auslösende und nachhaltige Moment meiner ersten Panikattacke hatte sich in meinen Empfindungen abgespeichert und stand in stressauslösenden Momenten wie auf Knopfdruck parat. Das Ausmaß meiner Krankheit hatte eine neue Dimension erreicht. Ich entwickelte mit Hilfe meines manipulierten Kopfkinos das unfreiwillige Talent, beobachtete Geschehnisse nicht nur nachzuempfinden, sondern mit meinen gewohnten Angstsymptomen fast identisch zu durchleben. Filme, in denen beispielsweise Actionszenen am Rande eines Hochhausdaches zu sehen waren, wirkten auf mich so, als sei ich es, der da in die Tiefe zu stürzen drohte. Auch mein Körper reagierte bei solchen Szenen, indem er Schmerzsignale aussendete, die wie Blitze durch meinen Magen schossen.

Das Resultat meiner Gedankenbilder endete immer im „Worst Case“, in der absoluten Katastrophe. Ich war nicht mehr dazu fähig, Situationen neutral und wertfrei zu betrachten. Private oder berufliche Herausforderungen, die mich früher erfreut und motiviert hatten, enthielten nun den bitteren Beigeschmack „Das schaffst du nicht! Das hältst du nicht aus! Jeder wird merken, dass du nicht normal bist!“

2005…

Mein schlechtes Gedankenbild von mir selbst bekam ich vor allem in den Situationen zu spüren, in denen es drauf ankam! Dies bekam ich sehr schmerzhaft bei meinen beruflichen Neuanfängen zu spüren. Ich kündigte meinen Job als Industriekaufmann und nahm mein altes Sportstudium wieder auf. Mein erstes Studium verlief damals parallel zu meiner professionellen Torhüterzeit und wurde viel zu oft vernachlässigt. „Man war halt lieber auf dem Sportplatz …" Das wollte ich diesmal besser, vor allem aber gewissenhafter machen und mir meinen alten Berufswunsch Lehrer erfüllen. Die Abgründe meines Krankheitsbildes zeigten sich vor allem in den Prüfungssituationen, in denen ich weit über das normal Erträgliche gehen musste. Sie können sich sicherlich vorstellen, dass das für den ehemaligen Keeper mit Bundesliga-Feeling ein unerträgliches Gefühl sein musste. Ich litt wie ein Schlosshund und schaffte es irgendwie dennoch. Andererseits konnte ich vom Fußball nicht loslassen und versuchte einen neuen Weg als Torwarttrainer einzuschlagen.

In meinem zu Hause, aus dem ich verstoßen wurde!

Wieder von unten nach oben? Es sah danach aus, denn trotz meiner akuten gesundheitlichen Probleme kam mir mein neuer Traum nicht unmöglich vor. Den Willen, besondere Herausforderungen in die Tat umzusetzen, hatte ich immer noch in mir! Eine extreme Erfahrung. Ich selbst konnte nicht mehr im Tor stehen, puschte mich und meine Keeper in meiner neuen Tätigkeit aber stetig nach vorn. Einfach verrückt!

Rot Weiss Essen war der Lohn all meiner Bemühungen in den Stationen davor, denn ich hatte mich in den verschiedensten Alters- und Leistungsklassen – in der neuen Rolle als Torwarttrainer – enorm weiterentwickelt. Immer mit dem großen Ziel vor Augen, zurück in den bezahlten Fußball zu kommen. Ich trainierte mit vollstem Einsatz alle vereinsrelevanten Leistungskeeper und kam mit jeder weiteren Trainingseinheit meiner Vorstellung eines professionellen Torwarttrainings immer näher. Vielleicht war es auch mal wieder der Reiz des Neuen, der die Angst durch seinen ablenkenden Effekt wirksam in Schach halten konnte. Noch! Denn ihr passender „Return" sollte mir bald um die Ohren fliegen! Dazu gleich mehr. Dennoch schien es, als hätte ich zwei verschiedene Persönlichkeiten in mir. Zwei Persönlichkeiten, die unterschiedlicher hätten nicht sein können. Die eine lag, von der Angst zerfressen, gebrochen am Boden, die andere war immer noch stark und motiviert genug, einen möglicherweise verheißungsvollen Neustart in dieser prekären Gesamtlage zu wagen, denn ich hatte ja Verantwortung zu tragen, war verheiratet und Vater einer Tochter. Verantwortung? Ein Wort, das mir zur damaligen Zeit nicht nur einmal die Kehle zuschnürte, denn ich war ja noch nicht einmal mehr fähig, mein eigenes Leben regeln zu können.

Harmlose Begebenheiten lösten durch die sich verselbstständigten gedanklichen Initialzündungen einen kaum zu bewältigenden Schrecken aus. Jegliche nüchterne oder distanzierte Betrachtungsweise war dahin. Die Angst bestimmte und fütterte mein bedrohliches Gedankengut immer so weit, dass es in der Regel ein Ausgang ohne Happyend war. Ich sah die Welt nicht mehr mit meinen Augen, sondern mit den quälenden Augen der Angst. Mein Gehirn konnte den Unterschied zwischen Realität und Einbildung nicht mehr erkennen und reagierte lediglich auf meine zerstörerischen Inputs, die den angstauslösenden Motor meiner Befürchtungen spielend leicht in Gang setzten. Ich begann zu sehr in meinen Körper hineinzuhorchen, sah jede noch so kleine Erregung als bedrohlich an.

Beispiel 1: Der Aufzug

Mittlerweile war es mir unmöglich geworden, mit dem Aufzug zu fahren. 10. Etage? Keine Chance, der Gang über die Treppe blieb mir nicht erspart. Meine frühere Gedankenlosigkeit wurde durch meine angsterfüllten Prophezeiungen widerspruchslos ersetzt: „Der Aufzug wird stecken bleiben, die Angst wird dir die Kehle zudrücken. Du wirst dich so sehr hineinsteigern, dass du einen Herzinfarkt bekommst. Das wirst du nicht überleben!" Der in Sekundenschnelle auftretende Warnruf löste allein beim Anblick eines Aufzuges eine Kettenreaktion dieses Schreckensszenarios aus. Alles halb so schlimm, sind doch nur Gedanken. Ja, absolut richtig, wenn da nur mein Gefühl nicht gewesen wäre. Mein Körper reagierte wohl programmiert auf meine Gedanken, der Realität wurde der Eintritt verwehrt. Der Prozess meiner Wahrnehmung verlief immer nach demselben Schema: Schreck >> Magenblitz >> Angst >> *Symptome*. Herzrasen, immenser Druck im Magen-Darm-Bereich, Schwindel waren unter anderem meine körperlichen Symptome, die mich, kombiniert mit der Angst zu kollabieren, jederzeit kapitulieren ließen. Allein der Gedanke, einen Aufzug zu benutzen, reichte dazu aus. Mir schoss ein Schreck durch meine Glieder, ähnlich wie bei einer Hiobsbotschaft. Der kompromisslose Ausdruck „Das wirst du nicht überleben!" tat sein Übriges.

Beispiel 2: Banalitäten? Die gab es schon lange nicht mehr.

Auch die augenscheinlich banalen Dinge des Alltags sollten mich immer mehr belasten. Ich hätte mir in meinen kühnsten Träumen nicht vorstellen können, dass der Einfluss von Licht, ich spreche von normalem Tages- und Sonnenlicht, einmal so verheerende Folgen hätte haben können. Dabei sind die ansonsten so streichelnden und wohltuenden Sonnenstrahlen sicherlich nicht der entscheidende Auslöser. Vielmehr war der von der Angst eingepflanzte Input der Verursacher. Ein blendender Lichtstrahl genügte und mein selbstzerstörerisches Programm wurde aktiviert:

>> Lichtstrahl >> Leichte Blendung >> Warnsignal: Achtung Gefahr! >> Programmstart: „Worst Case“-Szenario >> Körperliche Symptome >> Fluchtgedanke

Das geringste Anzeichen von Unruhe konnte in mir den traumatisch manifestierten Ablauf einer Angstreaktion, besser Angstaktion, auslösen. Mein Abstieg schien bodenlos.

Der verträumte Blick zum Himmel, die atemberaubende Schönheit einer weiten Landschaft, die Fähigkeit, solche entspannenden und befreienden Reize genießen zu können, war mir abhandengekommen. Orte wie diese machten mich unruhig und unsicher, da ich mir verloren, ganz ohne Sicherheit vorkam. Allein nach oben in den Himmel zu schauen oder in die Weite zu blicken, verursachte Schwindel, gepaart mit dem Gefühl zu fallen, und war ohne den rettenden Ausweg des „Irgendwo-Festhaltens“ nicht zu ertragen. Der hier vorhandene Freiraum verschaffte mir nicht mehr die übliche Luft zum Atmen, da die Notausgänge fehlten. Mein unfreiwillig antrainiertes Programm startete erneut, immer mit der Katastrophe vor Augen.

Stressbehaftete Situationen wie mögliche Streitgespräche, auch nur im Familienkreis, waren für den früher eher streitlustigen Menschen kaum noch auszuhalten. Der geringste Stressimpuls setzte meine Angst fördernde Maschinerie in Kraft. Ich war am Ende. Jegliche Stärken und Selbstwertgefühle wurden mir genommen. Mein Wunsch nach Hilfe wurde immer größer. Ich musste nicht nur mir, sondern auch meinem Umfeld den gesundheitlichen Bankrott eingestehen. Doch was würde dann geschehen? Was würden die denken?

Wie würde ich vor den anderen dastehen? Verdammt noch mal, wie sollte es überhaupt weitergehen?

Ab 2006...

⚽ *Berechtigterweise könnten Sie jetzt denken: „Wie kann der in diesem Chaos, in dieser Lebenskrise professionelle Torhüter trainieren?“ Die Antwort darauf ist seltsam, aber auch logisch zugleich, anders kann ich es mir einfach nicht erklären: Es schien der neue Kick der Herausforderung zu sein. Die Kraft des Neuen, die die Schmach meines frustrierenden Torhüterendes lindern, den allgegenwärtigen Schmerz und die Strahlkraft der Angst in diesem Feld wirksam blocken konnte.*

Und das Training tat mir auch sehr gut. Ich konnte in eine andere Welt, in meine alte Welt erfolgreich abtauchen, schützenden Unterschlupf finden. Der Trainingsalltag mit all seinen Herausforderungen wurde zu einer Art von „Karma“, der mich wärmend beiseitenahm. Eine Art Burg, eine Festung mitten im Schlachtfeld der Angst!

Der Spieltag zeigte mir ein ganz anderes Gesicht. Hier hatte die Angst das Feld erobert und bombardierte mich mit all ihren Geschützen. Rot Weiss Essen war und ist ein sehr traditionsreicher Verein und hat auch in der 4. Liga eine große Fangemeinde. Das war für mich fatal, denn an Spieltagen wurde ich – sei es beim Aufwärmen der Torhüter im Stadion oder auch bei der Spielbeobachtung – mit meinem finalen Knock-out als Keeper permanent konfrontiert. Die Panik befahl mir, als Keeper das Feld zu räumen, und nistete sich nun auch in diesen Situationen wieder in meinen Gefühlen ein. Jedes Aufwärmprogramm wurde zur wahren Wil-

lensprüfung, die ich auf Teufel komm heraus und mit schlotterigen Knien irgendwie bestehen musste, denn niemand durfte mir ja mein „Problem" anmerken. Mein Adrenalinspiegel war jetzt – in der Rolle des Torwarttrainers – ungleich höher als beim früheren, vielleicht spielentscheidenden Freistoß als Torhüter vor „40.000".

Es war unfassbar. Dieses Problem galt es zu lösen. Koste es, was es wolle!

Das brauchte aber Zeit, Kraft und Wissen, die ich zum damaligen Zeitpunkt natürlich noch nicht haben konnte.

Vorab hieß es erst einmal nur zu überleben! Und das war schwer genug!

Ignoranz oder Hilfe!?

Zu Beginn dieses Abschnitts möchte ich mal ein wenig Luft holen und meine Geschichte für kurze Zeit ruhen lassen. Ich möchte zu einer Thematik wechseln, die meines Erachtens gerade den psychologischen Erkrankungen, den in den Medien wirksam titulierten neuen Volkskrankheiten, unter Umständen in die Karten spielt. Eine „Volkskrankheit", die für den Betroffenen immer noch als eine geheim zu haltende, zum Teil belächelte oder auch mit Scham erfüllte Krankheit beschrieben werden darf? „Volkskrankheit" und Scham? Eigentlich ein Widerspruch, finden Sie nicht? Mal sehen. Was halten Sie davon:

Eine Witwe wird als starke Frau bezeichnet, da sie wenige Tage nach dem Ableben ihres Mannes die Kraft findet, in ihren Alltag mit all seinen Herausforderungen zurückzukehren. Das Leben muss ja weitergehen. Sicherlich erstaunlich. Ist es hierbei aber notwendig, von Stärke zu sprechen? Ist der positive Unterton dieser Aussage berechtigt? Ist demnach im Umkehrschluss eine trauernde Frau eine schwache Frau, weil sie mehr Zeit zur Trauer benötigt, um danach ihrer alltäglichen Routine wieder nachkommen zu können? Eine Frau, die ihren Mann geliebt, mehr als ein halbes Leben an seiner Seite verbracht hat? Ein Mensch, der keine andere Wahl hat, als offen und ehrlich mit seinen Emotionen umzugehen? Hat dieser Mensch nicht das Recht, sich die Zeit und die Ruhe zu nehmen, um durch die Trauer seinen Schmerz und seinen Verlust zu verarbeiten? Es macht mich persönlich unglaublich wütend, wenn manche Menschen sich anmaßen, in diesem Zusammenhang von Stärke zu sprechen, denn damit wird unterstellt, man könne in solchen Situationen auch „schwach" sein. Haltet Ihr Euch für Gott?

Dazu passend die Reaktionen zum Tod des leider verstorbenen, großen Entertainers und Schauspielers Peter Alexander. In der Presse hieß es beispielsweise: „Peter starb ohne Schmerzen und ohne Angst vor dem Tod in seinem Bett. Er starb an einem gebrochenen Herzen", sagt sein engster Vertrauter, TV-Produzent Wolfgang Rademann (76, Das Traumschiff), zu BILD.[1]

Ich frage Sie ernsthaft, würden Sie diesem Mann Stärke absprechen? Sicherlich nicht. Ich glaube, dass es das Recht jedes einzelnen von uns ist, Dauer und Schmerz einer Trauerphase selbst zu bestimmen, ohne dass dies dann als „stark" oder „schwach" be-

---

[1] (bild.de, Abrufdatum 13.03.2011)

wertet wird. Doch lässt dies unsere „Ellbogengesellschaft“ noch zu? Gibt sie uns die nötige Zeit oder hat unsere Funktionalität mittlerweile überhandgenommen?

Betrachten wir als Nächstes die Entwicklung unserer Medienlandschaft. Ist das Maß an öffentlicher Bloßstellung und Selbstinszenierung, insbesondere bei den so genannten Castingshows, nicht schon längst erreicht? Der medienwirksame Deal mit der zur Schau gestellten Euphorie und Tragik scheint offenbar zu funktionieren, die Einschaltquoten bestimmen die Fortsetzung. Manchmal überkommt mich der Eindruck, dass Karriere- und Umsatzdenken immer häufiger den Bewertungsmaßstab unserer Zeit vorgeben. Vor kurzem hörte ich diese Meinung: „Wer ein Auto dieser Größenordnung fährt (wir sprechen von einem Fahrzeug der Oberklasse), der hat es geschafft.“ Was bitteschön hat derjenige denn geschafft? Und wie hoch war unter Umständen sein gesundheitlicher Preis? Verstehen Sie mich bitte nicht falsch. Selbstverständlich können diverse Luxusartikel für Spaß und Stolz sorgen, Glück und dauerhafte Zufriedenheit können sie aber nicht garantieren. Ist nicht vielmehr derjenige zu beneiden, der sich auch mit weniger Geld in der Hosentasche verwirklicht hat, der mit sich und der Welt im Reinen ist und der vor allem niemanden, vor allem sich selbst, nichts mehr zu beweisen hat? Sollte das nicht das wichtigste Statusdenken sein? Natürlich hat man nicht immer die Wahl, muss sich unterordnen und auch strecken, um den beruflichen und familiären Ansprüchen gerecht zu werden. Sich zu gegebener Stunde aber mal zu besinnen, könnte sicherlich nicht schaden. Was nützt uns das größte Statussymbol auf dem Kühlergrill eines Fahrzeuges, wenn unsere seelische Balance aus dem Gleichgewicht geraten ist? Richtig, gar nichts!

Grundsätzlich stellte sich für mich, um zu meiner Geschichte zurückzukehren, die Frage, inwieweit mein persönliches Umfeld oben beschriebene Werte und Ideale bereits verinnerlicht hatte. Welchem Anspruchsdenken musste ich gerecht werden, um in meinem sozialen und beruflichen Umfeld als jemand zu gelten, der funktioniert? Ich glaubte, dass dies sehr wichtig war, da es den teilweise kopfzermarternden Entschluss „Soll ich mich öffentlich zu meiner Krankheit bekennen?" erleichtern, aber auch erschweren konnte. Auf der anderen Seite galt es natürlich auch, für mich zu reflektieren, inwieweit ich selbst den Zwängen dieses Wertesystems unterlegen war. Ich ahnte, dass meine eigene Beurteilung „Fühle ich mich als Versager, ja oder nein?" irgendwie eine entscheidende Rolle in der Folgezeit spielen sollte. Ich werde darauf im zweiten Kapitel noch näher eingehen. Nur eines vorweg: Die frühe Entschlossenheit zur Offenheit, als ich endgültig am Boden lag, spürte ich damals, Gott sei Dank, relativ schnell. Es entsprach nicht unbedingt meinem Naturell, aber es war der erste und richtige Entschluss auf dem langen Weg der Besserung. Die Reaktionen meiner Angehörigen gingen auseinander: Ignoranz und Arroganz („Dass uns das in unserer Familie passieren kann, hätte ich nie gedacht. Erzähl das bloß keinem!") und gut gemeinte Versuche, mich positiv aufzubauen („Das wird schon wieder. Ich finde das gut, dass du offen damit umgehst. Du packst das!"), dokumentierten die Spannbreite. Solche Reaktionen gaben sich im Wechselspiel die Hände. Heute weiß ich, wie sehr mich die eigene Offenheit und ein verständnisvoller Freundeskreis erleichtern konnten. Die Angst mag das nicht, dafür ist sie viel zu eitel und zu egozentrisch!

Ich empfinde eine enorme Diskrepanz zwischen dem vorherrschenden Anspruchs- und Leistungsdenken dieser Zeit und den

Möglichkeiten einer erfolgreichen, besser: einer fairen Chance zur Genesung. Ich spreche hier vor allem von der fairen Chance, relativ zeitnah die Möglichkeit zu einer Behandlung bei einem Gesprächstherapeuten zu bekommen.

Bei mir war es so: Ich ging, natürlich leicht verunsichert, zu meinem Hausarzt, erzählte ihm mein Leid und bat letztendlich um eine Überweisung zu einem Experten. So weit, so gut, das geschah reibungslos. Der erste Anruf bei einem Psychotherapeuten brachte zugleich den ersten Schock mit sich. Die nette Dame am Telefon antwortete wie selbstverständlich: „Den schnellstmöglichen Termin kann ich Ihnen in circa 4 Monaten anbieten, aber ich setze Sie auf unsere Warteliste. Falls jemand absagt, werde ich Sie anrufen." 4 Monate, schoss es mir fassungslos durch den Kopf. Bei allem Respekt, aber ich bin jetzt krank, brauche jetzt Hilfe, ich weiß doch noch nicht einmal, wie ich relativ schmerzfrei durch diese Woche komme. Okay, noch einmal für mein Verständnis. Bei einer Grippe, einem gebrochenen Arm bekomme ich doch in der Regel am gleichen Tag meine Behandlung, mein helfendes Rezept. Bei meinem Problem, einer Angst mit dämonischen Ausmaßen, aber erst in 4 Monaten? Da kann doch irgendwas nicht stimmen. Zwei weitere Anrufe bei anderen Therapeuten endeten ähnlich: „Frühestens in 3 Monaten, es sei denn, Sie haben Glück und feste Termine sagen ab." Bums, nichts zu machen! Natürlich hätte ich in eine Tagesklinik gehen können, das wollte ich aber nicht, und diese Entscheidung möge man bitte auch akzeptieren. Ich wollte mich einer Gesprächstherapie unterziehen, mich bewusst aus meinem eigenen Sumpf herausziehen. Ich musste dann doch „nur" 2 Monate warten, was sich aber auf alle Fälle gelohnt hat. Wider Erwarten hatte ein Patient abgesagt. Man sagte mir damals, es gebe halt nicht so viele Therapeuten, um alle, die eine Behandlung wünschen und brauchen, zu versorgen. Noch Fragen? Was während des Wartens auf den Termin geschah, dazu später mehr!

Abschließend noch eine kleine Anekdote aus der großen Welt des Fußballs und der Politik. Hauptdarsteller dieser Geschichte sind der ehemalige Fußballnationalspieler Sebastian Deisler und der damalige bayrische Ministerpräsident Edmund Stoiber. Teilauszug welt online: „Zwei Deutsche, zwei Schicksale, zwei gemeinsame Schnittstellen – der FCB und die dritte Januarwoche 2007. Und eigentlich will man es heute noch nicht wahrhaben, dass Stoiber das wirklich gesagt hat, das mit Deisler. Aber er hat. ‚Ich gehe davon aus, dass Sebastian Deisler nie mehr für den FC Bayern spielt. Das ist eines der größten Verlustgeschäfte, das der FC Bayern jemals gemacht hat', hat Stoiber gesagt, Vorsitzender des Verwaltungsbeirates beim FC Bayern, als Deisler im Oktober 2003 erstmals um Hilfe schrie (‚Ich kann nicht mehr') und sich in psychiatrische Behandlung begab."[2]

Ich frage Sie abermals: Noch Fragen? Aber aufgeben gilt nicht! Solche Geschichten motivieren mich vielmehr, ich hoffe, Sie auch. Jetzt erst recht!

[2] http://www.welt.de/sport/article710013/Deisler_geht_wuerdevoller_als_Stoiber.html, Abrufdatum 13.03.2011

Bildlose Ziele

Meine Zeit vor dem gefassten Entschluss, mit meiner Erkrankung offen umzugehen, fühlte sich an, als würde ich ein Niemandsland betreten. Das einzige, was ich deutlich spürte und darauf verwies, dass ich noch existierte, waren der Schmerz, der Verlust und die starke Verunsicherung durch den fortgeschrittenen Verlauf meiner Erkrankung. Positive Bilder aus vergangenen Zeiten verblassten immer mehr. Optimistisch in die Zukunft zu blicken war kaum noch möglich. Ich kam mir wie ein Gefangener vor, dem die trübe, mit Leid erfüllte Gegenwart immer stärker das Leben aus den Adern zog. Ich fühlte mich wie in einer Luftblase, in der ich ausschließlich von meinen Ängsten beherrscht wurde. Erinnerungen an positive Erlebnisse, aber auch Hoffnungen und motivierenden, in die Zukunft gerichteten Zielen war der Eintritt verwehrt. Die schönen, alten Zeiten – wie weggerissen. Träume und Wünsche: sehr schwer abrufbar. Meine Angst lähmte mich teilweise so sehr, dass ich meine Energie für den reinen, aktuell erforderlichen Überlebenstrieb aufbringen musste. Gefühle der Isolation und Entfremdung überwältigten mich. Alles außer der Stoßkraft meiner Angst kam mir unwirklich vor. Ein beklemmendes Gefühl! Die böse Strahlkraft meiner Ängste schien alles zu verglühen. Der Halt des Vergangenen und der Trost des noch Kommenden wurden von Woche zu Woche immer bildloser. Erfolgreich gemeisterte Szenen meiner geliebten sportlichen Laufbahn fanden in meiner Erinnerung nur noch oberflächlich statt. Das Gefühl der Nachempfindung wich, ach, was sage ich, wurde vielmehr durch angsterfüllte Gedanken brutal vertrieben. („Du wirst wieder panisch reagieren. Das wird dein Ende sein!") Frühere glücksbringende Effekte wurden durch meine Befürchtungen und das darauffolgende schlechte Gefühl rigoros ersetzt.

Mein damaliger Zustand der Taub- und Stumpfheit wurde mir erst Jahre später so richtig bewusst. Heute weiß ich, dass diese Bildlosigkeit der Angst in die Karten spielte und mich immer weiter in die Knie zwang. Es schien dazuzugehören. Gerade mir, der die Schätze des Erlebten stolz in sich trug, der sich Ziele gesetzt hatte und sie als Antrieb und Herausforderung gesehen hatte, passierte so etwas. Die Angst wischte mir alles weg, löschte alles wie eine nicht mehr zu gebrauchende Datei in einem Ordner meines PCs. Ein Bekannter von mir drückte es einmal so aus: „Unruhe entsteht immer dann, wenn du ein Problem keinem Ordner deines Gehirns zuordnen kannst. Erst wenn dies möglich ist, hast du dein Problem verarbeitet." Was aber ist, wenn solch ein Ordner gar nicht mehr existiert?

In diesem Nebel der Verlorenheit fand ich, und ich sehe es heute noch als ersten Schlüssel zu meiner Genesung an, zu einer meiner größten Stärken zurück: meinem Kämpferherz. Ich sah mich im Stande, zumindest grobflächig und farblos, mir ein Ziel zu stecken. Mir wurde so vieles genommen. Ich konnte mir nur noch wenig vorstellen, was mich aufbaute, aber eines spürte ich: Ich möchte wieder gesund werden! Ich will zurück, wie immer das auch aussehen mag, und ich werde mich wehren! Dieser innere Aufschrei, dieses Lebenszeichen war für mich von enormer Bedeutung. Der alte Torhüter hatte wieder ein Ziel, eine neue Herausforderung. Ich hatte meinen Gegner identifiziert und sagte der Angst meinen Kampf an. Mutige Worte, nicht wahr? Ich wusste zum Glück noch nicht, was mich erwarten sollte. Aber es blieb mir nichts anderes übrig, es ging um mein Leben! Ein Leben, über das ich wieder selbst bestimmen wollte. „Ich werde mich nicht mehr von dir treten lassen. Ich werde mich von nun an wehren!" Die Zeit ist auf meiner Seite!

Charakterfrage?

Sportliche Niederlagen werden im TV und Radio häufig so kommentiert: „Wir müssen jetzt Charakter zeigen. Der nächste Wettkampf wird zur Charakterfrage.“ Das hört sich zwar abgedroschen an, doch im realen Leben zeigt sich, dass derartige Sprüche eine tiefe Weisheit besitzen, die nicht unterschätzt werden sollte. Meine Erfahrungen zeigen mir, dass mein eigener Antrieb und Mut, sich aus einer brisanten Lebenslage zu befreien, wesentliche Faktoren für die Genesung waren.

Ich habe bis heute keine magischen Sätze gelesen oder gehört, die allein durch ihre Aussage meine Angst hätten vertreiben können. Alles waren gut gemeinte und fachlich fundierte Hilfestellungen, die aber nur der Ansatz meiner Heilung sein sollten. Die Umsetzung dieser kompetenten Ratschläge lag einzig und allein bei mir. Ich spreche von der verdammten, schweißtreibenden Arbeit bei der Bewältigung meiner bevorstehenden Konfrontationen. Ich empfand dies als den vielleicht größten Unterschied zwischen einer psychologischen Erkrankung im klassischen Sinne (reines Kopfproblem) und einer schweren, operativ zu behandelnden physischen Erkrankung. Natürlich ist eine positive Grundeinstellung bei jeglichen Krankheitsformen bedeutsam. Dennoch! Ein beispielsweise komplizierter Beinbruch, ein abgerissenes Außenband am Fußgelenk oder auch eine Operation am Blinddarm „stehen und fallen“ allesamt größtenteils mit der operativen Leistung des behandelnden Arztes. Gedanken wie „Ein Gips und die Drähte richten das gebrochene Bein“, „Das Skalpell, der Tupfer und die Fäden versorgen die blutende, klaffende Wunde“, gingen mir durch meinen Kopf. – Aber wer oder was bringt meine Angst zur Strecke? Das Wissen, das ich mir in Gesprächen und durch Lektüre erworben hatte, reichte bei Weitem nicht aus.

Während meiner Behandlungsphase bekam ich viele „Schlüssel" gereicht, zahlreiche wertvolle Anleitungen vermittelt, den Raum der Genesung musste ich aber selbst betreten. Ich möchte die Leistungen dieser notwendigen Helfer aus der Literatur und den Praxisgesprächen auf gar keinen Fall schmälern, jedoch betonen, wie enorm wichtig die eigene Willensstärke ist. Ich kann mir natürlich vorstellen, dass Willensstärke und Eigeninitiative nicht jedermanns Sache ist. Was dann? Ich kann hier nur von meinen Erfahrungen berichten. Mich beschleicht auch heute noch das mulmige Gefühl, dass ich es bei anderer Einstellung und bei anderen charakteristischen Voraussetzungen schwerer gehabt hätte.

Stellen Sie sich bitte diese abstrakte Situation vor: Nach einem damals unerwarteten, aber aus heutiger Sicht normalen Rückschlag zwischen meiner ersten und zweiten Gesprächstherapie benötigte ich, das dachte ich zumindest, kurzfristige Hilfe.

August 2008 …

Hilfe – die brauchte ich am Anfang meiner Zeit als Torwarttrainer bei Rot-Weiss Essen, in der Woche nach dem DFB-Pokalspiel gegen Borussia Dortmund, vor ausverkauftem Haus. Dieses Spiel war mein ganz persönlicher Canossagang. Denn nicht nur einmal wollte ich panisch aus dem Stadion flüchten. Das Aufwärmprogramm wurde zur Tortur. Mein Fokus galt dabei nicht dem RWE Keeper, sondern dem reinen Durchhalten, dem „simplen Bleiben". Die fantastische Atmosphäre im ausverkauften Stadion, die laut hallenden Fangesänge erschütterten mich quasi im

Sekundentakt. Mein Herz raste und die Angst vor dem ultimativen Knock-out hatte mich fest im Griff.

Meine Beine zitterten wie Espenlaub und die von mir geschossenen Schussvarianten kamen grottenschlecht auf das Gehäuse meines Keepers. Ihm ist dies Gott sei Dank nicht aufgefallen. Vielleicht hatte er genug mit sich selbst zu tun, denn wir spielten halt gegen Borussia Dortmund! Ein Highlight!! Gut für mich. Schwein gehabt! Doch eigentlich war es kaum auszuhalten und ich war zeitweise wild entschlossen, das Feld, das Stadion, „mein Leben?" zu verlassen. Irgendeine Kraft – sicherlich nicht meine – hielt mich auf dem Feld und ließ mich diese schlimmen 30 Minuten überstehen.

Die anschließende Spielbeobachtung stand dem Wahnsinn der Aufwärmphase in nichts nach. Die Stimmung im Stadion war grandios und schien mich wie ein D-Zug zu überfahren. Das gellende Pfeifen, der immer widerkehrende, laut hallende Jubel kratzten an meinen blank liegenden Nerven. Immer wieder sah ich mich dort unten auf dem Rasen stehen. Jedes Mal spürte ich, wie es mich zerreißen würde. Meine frühere Panikattacke packte mich auf unterster Amateurebene vor knapp 50 Zuschauern. Wie würde es sich hier vor knapp 20.000 wohl anfühlen? Ich konnte meinen Gedankenterror nicht stoppen und mein imaginäres, panisches Szenario auf dem Spielfeld eins zu eins nachempfinden. Denn ich wusste: „Dort unten würde ich keine 5 Sekunden lang überleben!"

Das Spiel ruhig und analytisch – so wie es sich für einen Trainer gehört – anzuschauen, war an diesem Nachmittag unmöglich. Einfach nur ruhig sitzen zu bleiben? Keine Chance! Immer wieder sprang ich wie vom Blitz getroffen von meinem Platz auf und ti-

gerte im oberen Tribünenbereich orientierungslos und hektisch hin und her, suchend nach einem Schutz spendenden Unterschlupf, den es dort natürlich nicht gab. In der Mitte der 2. Halbzeit gab ich entkräftend auf und flüchtete mich aufgebend in den Innenbereich des Stadions. Hier verschanzte ich mich verzweifelt in einer Ecke des Fitnessraumes und wartete auf den erlösenden Schlusspfiff. Das Ergebnis war mir vollkommen egal, ich wusste ja noch nicht einmal, wie es steht…

Ein eigentlich herausragendes Fußballerlebnis wurde für mich zum blanken Horror und machte mir das bedrohliche Ausmaß meiner Angsterkrankung gnadenlos klar. Mir, der selbst mal vor 40.000 aktiv auf dem Rasen stand! Mein eh schon arg ramponiertes Selbstwertgefühl löste sich in diesen Momenten völlig auf. Ich war unglaublich enttäuscht und traurig.

Doch der kalten Realität galt es in die Augen zu schauen.

Denn so konnte und durfte es einfach nicht weitergehen…

Mir wurde ein Psychiater empfohlen. Ich ging zu ihm, schilderte ihm meine Geschichte und sah ihn anschließend relativ bald ein Rezept ausfüllen. Tabletten? Nein, das wollte ich nicht, ich dachte in meiner Naivität und Unwissenheit eigentlich vielmehr an meinen so erhofften Zaubersatz („Den es natürlich nicht gab!“), der alles gut machen sollte. Ich wollte es ohne schaffen, zumindest hier noch meine Eigenständigkeit erhalten. Nach diversen Gesundheitschecks wusste ich, dass ich körperlich völlig gesund war. Der Psychiater wusste das auch. Dann fragte er mich urplötzlich: „Können Sie sich vorstellen, dass sich manche Menschen umbringen?“ Ich war irritiert und frage mich bis heute nach dem Sinn seiner Frage. Ich antwortete ehrlich und knapp mit Ja, da ich wusste, wie höllisch weh alles tat, und verließ enttäuscht und letztmalig seine Praxis. „Wirkte ich auf ihn, als wolle ich mich umbringen?“, schoss es mir, als ich die Treppe hinunterging, durch den Kopf. Egal, jedenfalls empfand ich seine Frage als Frechheit.

Heute weiß ich, dass ich durch meine Kampfbereitschaft, meine Energien und meine alten Sportler-Gene einen unbewussten Vorteil hatte. Aber war diese Einstellung denn überhaupt so außergewöhnlich? Schließlich ging es doch um mich, meine Gesundheit, mein Leben. Antrieb und Motivation genug? Für mich auf jeden Fall. Von jedermann zu leisten? Ich würde mir niemals anmaßen, dies zu behaupten. Ich kann nur jedem die Kraft wünschen, die mich in meiner Not das eine über das andere Mal über meinen Schatten hat springen lassen. Irgendwann wieder angstfrei zu sein, wieder selbst entscheiden zu können – gab es denn ab jetzt etwas Wichtigeres? NEIN! In mir steckte alles drin, ich habe es aktiviert! Was denken Sie?

Umfrage: „Wie äußert sich Angst?“, „Was hilft gegen Angst?“

Ich hörte mich in meinem Umfeld um. Alle Befragten haben zwar keine krankhaften Ängste, dennoch ist auch bei ihnen eine gewisse Art von Irrationalismus erkennbar. Die Angst scheint immer auf der Suche nach neuen „Kunden“ zu sein. Die Antworten werden stichwortartig dokumentiert. Die Befragungen sind nicht repräsentativ, sondern dienen lediglich als Beispiele.

***Mann, 40 Jahre*:** Angst vor Höhe: Ein wackliges Gefühl in den Beinen, Unwohlsein und Unsicherheit, Gedanken wie: „Was ist, wenn du jetzt herunterfällst. Das Geländer könnte ja abbrechen!"

***Das hilft*:** Die Gewohnheit („Bei mir zwangsläufig, da ich als Raucher auf den Raucherbalkon muss!"), der rationale Gedanke schlägt den irrationalen Gedanken („Das ist Übungssache.").

***Frau, 29 Jahre*:** Angst vor dem Versagen: Übelkeit, steigende Unruhe, leichter Schwindel, Hitze- und Wärmeempfindungen.

Das hilft: Sicherheit durch die gemachten Erfahrungen, darauffolgende Erfolgserlebnisse bestärken mich zudem.

***Mann, 48 Jahre*:** Angst vor dem Kontrollverlust: Schweißausbrüche, Zittern, steigende Unruhe (Der Körper brennt!), Achterbahnfahrten im Magen. Eine unkontrollierte Aggressivität, die nicht hilft, sondern die Angst verschlimmert!

***Das hilft*:** Positive Ablenkung. (Entschuldigung, bei mir funktioniert auch das Rauchen!)

***Mann, 54 Jahre*:** Angst vor Verlust: lautes Herzklopfen (Es pocht bis zum Hals), Unruhe (nicht stillsitzen können, keine Konzentration), Appetitlosigkeit.

***Das hilft*:** Bewusste Ablenkung, auf andere Gedanken kommen (per Film oder Freunde), schlafen (Am nächsten Tag sieht die Welt wieder anders aus!).

***Mann, 18 Jahre*:** Angst vor dem Unerwarteten (z. B. Familienprobleme): Unruhe, Nervosität, sich in die Angst hineinsteigern, daraus resultierende Schweißausbrüche.

***Das hilft*:** Ablenkung, irgendwie unter Leute kommen, Sport hilft mir dabei, meine Nervosität abzubauen!

***Frau, 43 Jahre*:** Angst vor der Tragödie: Gedankenbilder enden immer in der Katastrophe, innerer Druck nimmt zu, lauter Aufschrei beim Autofahren („Pass auf!"), keine Kontrolle über diese negativen Gefühle.

***Das hilft*:** Weggucken, sich mit anderen Gedanken ablenken. Sehr selten: Es darauf ankommen lassen, es wird schon nichts passieren!

***Frau, 80 Jahre*:** Verlustangst: Schweißausbrüche, Unruhe, erhöhter Puls, Verkrampftheit, negative Gedanken sind schwer zu stoppen.

***Das hilft*:** An etwas Schönes denken, Ablenkung durch Haushaltsputz.

***Mann, 79 Jahre*:** Hatte niemals Angst: Ich spürte mein Leben lang Sicherheit. Habe höchstens die Sorge, dass jemand Nahestehendem etwas passiert.

***Das hilft*:** Je mehr man in der Sch... rumwühlt, desto mehr Sch... kommt heraus. (AHA!)

***Mädchen, 9 Jahre*:** Angst vor dem Sportfest: Bauchschmerzen (komisches Kribbeln!), Ich will nicht Letzter werden!

***Das hilft*:** Wärmekissen, eine schöne Geschichte, Umarmung von Mami und Papi!

***Mann, 46 Jahre*:** Angst vor Überforderung: Hilflosigkeit (Der Schutzpanzer ist weg!), emotional ausgeliefert, steigernde Unruhe.

***Das hilft*:** Die Angst durchschauen, sich stellen und kämpfen!

***Frau, 27 Jahre*:** Angst vor dem Durchdrehen: innerer Stress, Rastlosigkeit, Sorgen werden größer, innere Panik. („So, das war es jetzt!")

***Das hilft*:** Sport baut den inneren Druck ab, mein Körpermisstrauen nimmt ab, mein Beweis, dass ich gesund bin!

***Mann, 65 Jahre*:** Angst vor dem eigenen Schaden: Aufregung, Unruhe, bedrücktes Gefühl, gereizt sein. („Das Eingebildete wird real!")

***Das hilft*:** Man muss sich stellen, mit Wut gegen die Angst, Ablenkung durch z.B. lesen. Grundsätzlich sollte man sich nicht anpassen, sonst ist man verloren.

Resümee

Psychische Erkrankungen sind schon lange keine Seltenheit mehr und breiten sich auf dem Nährboden unserer Zeit immer weiter aus. Ein Teilauszug des Gesundheitsreports 2011 der TK verdeutlicht dies: „Dass der Krankenstand trotz der geringeren Zahl der Krankschreibungen dennoch nicht sinkt, liegt an der erneuten Zunahme von Krankschreibungen aufgrund psychischer Störungen. Binnen eines Jahres sind Fehlzeiten durch psychische Diagnosen um fast 14 Prozent gestiegen, statistisch gesehen war jeder Beschäftigte im vergangenen Jahr zwei Tage wegen einer psychischen Diagnose krankgeschrieben.“[3] Nur ein Beispiel: Sieht der Prozentsatz im Jahre 2017 besser aus? Was glauben Sie? Die Ergebnisse belegen, dass unsere Generation es mit einem immer stärker werdenden Gegner zu tun hat. Doch lässt sich ein Gegner schlagen, der nicht entsprechend angenommen wird? Lässt er sich vertreiben, ohne dass sein Name selbstbewusst ausgesprochen werden darf? Sollten denn nicht alle an einem Strang ziehen, um das „Geschwür“ unserer Zeit gemeinsam zu bändigen? Mein Eindruck ist, dass diesbezüglich noch einiges im Argen liegt. Wie wäre es zum Beispiel damit: Toleranz und Mitgefühl anstatt Häme und Überheblichkeit!

Ich hatte am eigenen Leib erfahren, dass das unbeschämte Recht zur Offenheit auf der einen Seite und das verständnisvolle Zuhören auf der anderen Seite ein erster Schritt zu einer erfolgreichen Abwehrmaßnahme sein können. Ich hatte die Heftigkeit dieser Erkrankung kennen gelernt und kann Ihnen versichern, dass es sich nicht wie eine verschnupfte Nase anfühlt, sondern die Krankheit das Ausmaß und die Zerstörungskraft eines Tumors,

---

[3] (www.tk.de, Gesundheitsreport 2011, Abrufdatum 16.03.2011)

eines bösartigen Tumors annehmen kann. Können Sie sich vorstellen, dass insbesondere Ignoranz und Ablehnung einem Betroffenen den letzten Halt, die letzten Kräfte nehmen können? Ich kann es mir vorstellen! Ich hatte erlebt, dass es mit Unterstützung schwer wird wieder Halt zu finden, es ohne Hilfe aber kaum vorstellbar ist. Meine Krankheit hatte sich, einem Tumor ähnelnd, Schritt für Schritt und schleichend entwickelt. Beginnend mit Ereignissen in der Kindheit, wuchernd im Erwachsenenalter, zerstörerisch in der Endphase. Und dafür sollte ich mich vor so manch einem auch noch rechtfertigen, mich erklären, wieso ich das überhaupt zulassen konnte. Einfach unglaublich, finden Sie nicht auch? Lassen wir uns davon aber nicht beeinflussen! Ich hatte begonnen zu kämpfen. Das wünsche Ich Ihnen von ganzen Herzen auch.

Ängste existieren! Die Angst, mit der ich es tun hatte, hatte die Kraft eines Löwen. Sie hatte die Kraft, mich zu zerreißen. SEELEN-Tumor, Diagnose bösartig? Was denken Sie?

Ich bin nun froh und erleichtert, dieses Kapitel jetzt zu schließen. Ich freue mich aber umso mehr darauf, noch mehr von meiner Gegenwehr und den Auswegen, die ich fand, erzählen zu dürfen. Folgen Sie mir!

Kapitel 2: Auswege

Offenheit

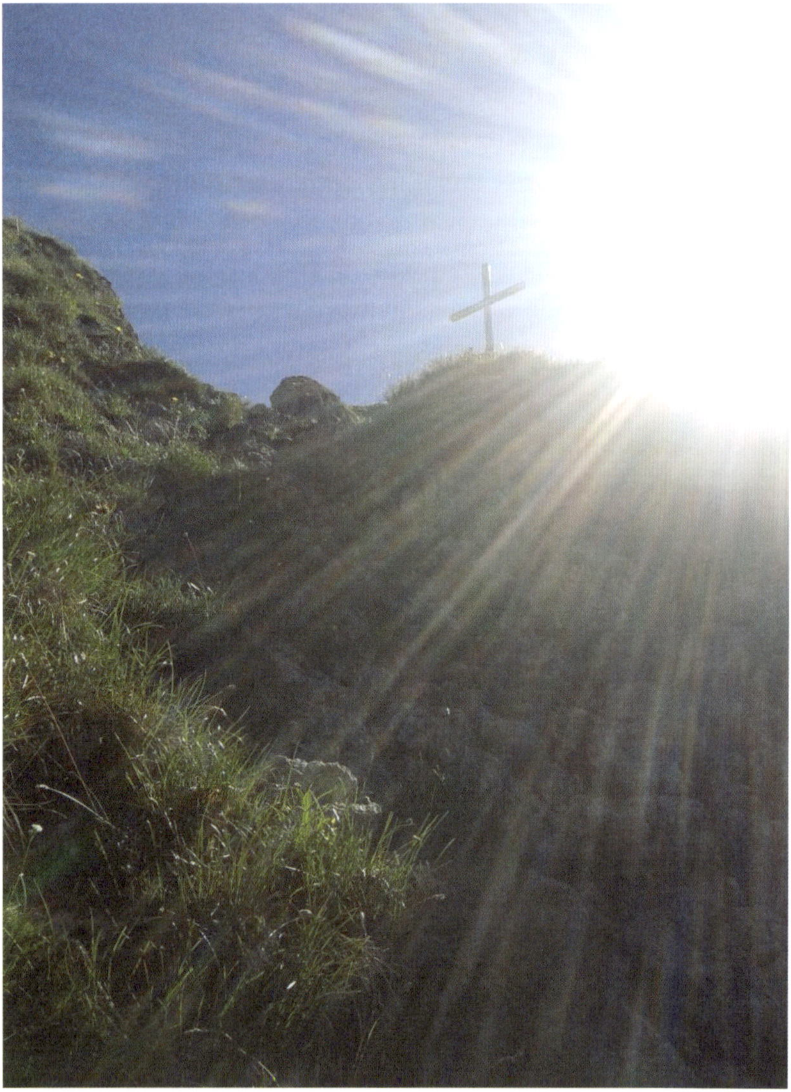

Sie kennen den folgenden Dialog?

„Was bedrückt dich denn so, du hast doch etwas auf dem Herzen? Ich sehe es dir doch an!“

„Ach, nichts weiter, ich möchte auch nicht darüber reden.“

Und der Klos im Hals wird spürbar größer. Ein seelischer Befreiungsschlag sieht sicherlich anders aus. Dennoch ist ein solcher Dialog nicht verwunderlich. Eigene Probleme teilt man manchmal eher ungern, und vor allem nur mit Menschen, denen man blind vertraut. Diese innere Hemmschwelle kenne ich nur viel zu gut.

In den Zeiten, als ich beruflich wie privat zu funktionieren hatte, galt es, stark zu sein, herumzujammern war nicht erlaubt. Ich war wie in einer Rolle verplant, die ich häufig gar nicht spielen wollte. Ich musste meinen Status verteidigen. „Gefühle zugeben, das macht kein Mann, schon gar nicht ich!“, erinnerte ich mich, und belog mich damit selbst. Heute kann ich darüber nur lachen. Meine damals empfundene Stärke war nichts anderes als Schwäche. Eine Schwäche, die mich vor anderen in ein anderes, in ein mimosenhaft wirkendes Licht hätte rücken können. Mit dem voranschreitenden Verlauf meiner Krankheit änderte sich diese Haltung immer mehr. In meinem tiefsten Inneren sehnte ich mich fest danach, mich endlich zu öffnen, mich von Schmerz und Qual zu erleichtern. Am Ende war es dann auch nicht mehr so schwierig, da ich meinen Zustand vor meinen Freunden und Verwandten kaum noch verbergen konnte. Meine innere Anspannung, mein immens gestiegener Leidensdruck taten ihr Übriges hinzu.

Auslöser meines längst überfälligen „Outings“ war eine Geburtstagsfeier eines alten Schulkollegen, 200 Kilometer von zu Hause entfernt. Eine normale Party, mit den üblichen Verdächtigen, den üblichen alten Geschichten. An diesem Abend war ich sorgenfrei und hatte Spaß wie schon lange nicht mehr. Ich gönnte mir ein paar Bierchen, da wir eh, das heißt meine Freunde und ich, bei unserem alten Kameraden übernachten wollten. Der nette Abend entwickelte sich zu einem feuchtfröhlichen Abend und fast alle hatten bald mächtig einen im Tee. Ich konnte dem nicht widerstehen, war absolut entspannt und euphorisch, fast wie in der guten, alten Zeit. Gegen 1.00 Uhr fand dieser Rausch der Leichtigkeit sein Ende und wir gingen zu Bett.

Den Morgen danach vergesse ich mein Leben nicht. Mein Steuermann, Sie wissen schon, klopfte nicht an die Tür, um mich zu wecken, er trat sie ein. Es war gegen 8.00 Uhr morgens, und ich war völlig außer mir. Eine Panikattacke mit all ihren Facetten. Heute weiß ich, dass mein morgendlicher „Kater" durch meine Symptome verstärkt war. Mein Körper musste den Restalkohol abbauen und ich war völlig kraftlos. Empfänglich für den kleinsten Auslöser von Unruhe. Ich wurde der Angst wie ein hilfloses Opfer zum Fraß vorgeworfen. Sie können sich sicherlich vorstellen, wie mir zu Mute war. Eine donnernde Panikattacke, 200 Kilometer von zu Hause entfernt und das Haus voller Freunde. Pikanterweise hatten wir vereinbart, erst am späten Nachmittag abzureisen. Alle wollten ja ausschlafen, relaxed nach Hause fahren. Ich lief aus dem Haus, rannte fort, kam aber nicht zur Ruhe. „Ich muss meine Frau anrufen!", schoss es mir durch den Kopf. „Wer weiß, ob ich sie noch einmal wiedersehe!" Ich steigerte mich mal wieder in meinen Abgrund hinein. Gegen 10.30 Uhr beschloss ich zu fahren, nüchtern ja, aber unruhig bis in die Haarspitzen.

„Ich muss hier weg!“ Sicherlich unvernünftig und nicht ungefährlich. Das war mir aber, Entschuldigung, sch...egal! Meine Freunde reagierten auf mein Verhalten nicht nur ratlos und zutiefst verwundert, nein, sie waren logischerweise auch sauer. Das geplante Tagesprogramm war dahin. Ich fuhr einfach weg. Die unruhigste Autofahrt meines Lebens überstand ich glücklicherweise folgenfrei. Der Zeitpunkt, ja, ich muss zugeben, der durch diesen Vorfall provozierte Zeitpunkt, mich zu erklären, war gekommen. Vor meiner erstaunten Frau, meinen zu beruhigenden Freunden und meinen schon seit längerem besorgten Eltern. Letzteren dies einzugestehen, fiel mir am schwersten. Sie wissen schon, der alte Perfektionist vor seinen Erzeugern. Dennoch, es wurde höchste Zeit und meine neue Offenheit war für mich ein erster ersehnter Befreiungsschlag. Nie mehr verstellen, nie mehr schauspielern und, vor allem, der Blick in den Spiegel fiel mir wieder leichter. Ich hatte mir einen Großteil des Respekts vor mir selbst zurückgeholt. Ich hatte es geschafft, ich hatte mich von einer großen Bürde befreit, ich war endlich wieder ehrlich: zu allen! Mir fiel ein so großer Stein vom Herzen, dass ich auf Nachfrage – die Nachricht, dass jemand psychisch erkrankt ist, spricht sich halt schnell herum – jedem, der es wissen wollte, die Wahrheit erzählte. „Ja, es stimmt, ich leide seit längerem unter starken Angstzuständen! Ich werde mich wohl behandeln lassen müssen. Da komm ich wieder raus!“ Sicherlich tat es weh, dem einen oder anderen dies einzugestehen, vor allem wenn man ein eher schlechtes Verhältnis zu demjenigen hatte. Aber egal! Das spielte jetzt auch keine Rolle mehr. Der positive Effekt überwog. Nur im Fußball verlor ich darüber kein Wort. Dieser und die in ihm handelnden Personen sind dazu nicht die besten Gesprächspartner ... Im Privaten lagen die Karten aber nun auf dem Tisch. Endlich! Es gab von da an nur noch ein Ziel: Gesund werden! „Mögliche Konsequenzen werde ich nach der Rückkehr meiner alten Kräfte wieder wettmachen!“, machte ich mir Mut. Meine Offenheit an allen Fronten war der erste, wenn auch nur ein kleiner Schritt hin zur Besserung. „Geteiltes Leid ist halbes Leid“, dieses Sprichwort konnte ich nun nur bestätigen.

Mir mein Leid selbst einzugestehen, hatte, gerade anfangs, noch weitere Vorteile. Ich durfte und konnte außerhalb des Sportplatzes endlich wieder Schwäche zeigen. Jetzt war es sogar für mich nicht mehr zu übersehen: Ich war ein stinknormaler Typ, ja, ein Hosenscheißer, einer von vielen. 3 Bundesligaspiele? Professioneller Torwarttrainer? Völlig unwichtig, alles Fassade! Diese Erkenntnis tat mir richtig gut. Ich fühlte mich als ein Mensch, der sich zu akzeptieren begann, in dieser Lebenskrise. Ist das nicht paradox? Mir kam es vor, als legte ich die Zwangsjacke meines gehetzten Lebens erstmals ab. Aber nur vorübergehend, es sollten noch andere Zeiten kommen! Ein weiterer Vorteil kam hinzu: Ich konnte nun sehen, wer sich wirklich als mein Freund bezeichnen durfte. Der Großteil bewies es, immerhin ein Anfang. Kein Grund euphorisch zu werden? Richtig! Aber ein erster wichtiger Schritt.

Der erste Schritt zurück ins Leben. Ich spürte es. Die erste Ohrfeige für die Angst! Rums!

Gespräche auf gleicher Ebene

Schwieriger wurde es aber dann, wenn ich mit meiner Frau, meinen Eltern oder auch mit wenigen Freunden über mein Thema zu sprechen begann. Eigentlich verständlich! Denn „gesunde“, nicht betroffene Menschen konnten meinen Gedankengängen noch nicht einmal im Ansatz folgen. Wie sollten sie auch? Ich hätte mir früher doch selbst niemals vorstellen können, was psychisch erkrankte Menschen tatsächlich durchstehen müssen. Diese Gespräche zeigten mir auf unerbittliche Art und Weise, wie sehr mich meine Ängste verändert hatten. Meine Angstwelt war für andere eine fremde Welt: Nicht vorstellbar, irrational und völlig befremdlich! Man sprach nicht nur in unterschiedlichen Sprachen, sondern hatte auch völlig verschiedene Wertesysteme. Was ich schnell bemerkte: Dieser Austausch brachte keinem etwas! Für mich saß der Stachel aber noch tiefer, da ich mit meinen Empfindungen alleine dastand, isoliert und missverstanden. Der mir gegenüberstehende Rest war sich aber mehrheitlich einig und durfte sich bestätigt wissen, jedenfalls kam es mir so vor.

Richtig problematisch wurde es aber immer dann, wenn zu dem zugegebenermaßen berechtigten Unverständnis neunmalkluge Erklärungen der Entstehung meiner Situation abgegeben und Vorschläge der Verbesserung gemacht wurden. Verärgert dachte ich: „Auf der einen Seite soll ich euer Unverständnis, und dass ihr meine Situation kaum nachvollziehen könnt, respektieren. Okay, das bekomme ich hin. Wer gibt euch aber andererseits das Recht, an mir herumzudoktern? Es sind doch genau die Dinge, die ihr nicht versteht! Klugscheißer!“ Es kam noch schlimmer. Ungeheuerliche Anmaßungen von „Ich habe immer schon gewusst, dass ihm alles irgendwann zu viel werden wird!“ bis zum Trommelfell platzenden Knockout „Schau in den Spiegel und sei ein Mann!“ gaben mir häufig den letzten Rest. In den Spiegel schauen? Am besten wohl noch während einer Panikattacke, oder was? Es schrie laut in mir auf: „Herrgott, Ruhe! Ich kann diesen Mist nicht mehr ertragen!“ Auch meine Frau konnte mir nicht helfen. Sie liebte mich, das war mir klar, konnte meinen Wahnsinn aber nicht teilen. Heute verstehe ich das nur zu gut, damals war ich enttäuscht. Ein Therapeut sagte später einmal dazu: „Halten Sie Ihre Frau da raus!“ Er hatte Recht. Mein Zustand war für sie sicherlich schon schwer genug, weitere Hilfestellungen waren von ihr nicht zu erwarten. „In guten wie in schlechten Zeiten?“ Auch diesen Schwur konnte die Angst attackieren! Die Fronten waren schnell verhärtet, die gegenseitige Toleranz erschöpft, die Einsamkeit kam zurück. Meine Angst lachte sich ins Fäustchen.

Nein, ich brauchte Gesprächspartner, die mich verstanden, denen meine Ängste nicht abstrakt und unwirklich vorkamen. Am besten jemanden, der Ähnliches erlebt hatte. Mein persönliches Glück zu dieser Zeit war, dass es in meinem engeren und weiteren Umfeld zwei Personen gab, die Ähnliches durchgemacht hatten. Tat das gut! Meine Schilderungen wurden nicht mehr mit einem: „Das gibt es doch gar nicht!“ kommentiert, sondern mit einem aufbauenden, überraschenden, ja glücksauslösenden: „Ja, das kenne ich auch!“ wohltuend bestätigt. „Wie, das kennst du auch?“, so meine überraschte Gegenfrage. Ja, sie kannten es! Sie wussten, wie es mir aktuell erging. Sie kannten das Ausmaß, die zerreißenden Höhen. Verunsicherung und Hilflosigkeit? Absolut normal. Beide hatten ihre Tiefpunkte schon erlebt, beiden ging es mittlerweile wieder besser. Der unüberhörbare Hall ihrer Erfahrungen verhalf mir, weiteren Halt zu finden. „Das wirst du schon wieder in den Griff bekommen. Du stehst noch am Anfang!“ Am Anfang? Nun gut, dachte ich mir, das kann ja was werden. Verständnis und Optimismus wurden mir entgegengebracht. In mir machte sich, trotz der schweren Zeit, ein triumphierendes Gefühl breit. Ich war nicht mehr allein mit meiner erdachten Schrägheit, mit den an meinem Verstand zweifelnden Gedanken, meiner prognostizierten Befürchtung, „durchzudrehen“. Eine Zentnerlast fiel von mir ab und ich fühlte mich wie befreit. Die Angst, da bin ich sicher, wird sich darüber sehr geärgert haben! All das zeigt mir aber auch, wie naiv und unwissend ich damals war. Heute bin ich davon überzeugt, dass es der Angst überhaupt nicht gefällt, wenn man es schafft, ihre plakativ empfundene Einzigartigkeit zu widerlegen. Ein weiterer, wichtiger Schritt war getan!

Die Gesprächstherapie: Reicht sie alleine aus?

Wie ich eingangs schon erwähnte, nahm ich an zwei Gesprächstherapien (jeweils knapp 15 Sitzungen à 45 Minuten) teil. Eine medikamentöse Behandlung kam für mich nicht in Frage, da mein Krankheitsbild zum einen keine organischen Ursachen hatte und ich zum anderen fest entschlossen war, es ohne diese Art von Hilfsmitteln zu schaffen. Ich spürte unbewusst, dass ich mich selbst all die Jahre durch mein negatives Gedankengut in diese prekäre Lage gebracht, meinen Körper immer mehr darauf programmiert hatte. Dass viele Angstabläufe mittlerweile fast chronisch waren, sollte die Sache nicht gerade erleichtern. Dennoch bin ich nach wie vor davon überzeugt, dass der erdachte Weg ins

Verderben auch einen erdachten Ausweg haben muss. Meine negativen, automatisierten Denkweisen waren für mich der wesentliche Auslöser für meine ganze Angsthistorie, von der ich mich ohne fremde Hilfe nicht mehr befreien konnte. Der Entschluss, mir professionelle Hilfe zu suchen, was mir zudem von meinen zwei eingeweihten Freunden empfohlen wurde, sollte vor allen anderen Behandlungsmaßnahmen für die von mir herbeigesehnte Besserung sorgen.

Mag bei manch einem der erste Gang zu einem Therapeuten noch Scham auslösen, so ist ein solcher Gang nichtsdestoweniger normal. Aber ist ein solcher Schritt nicht das Eingeständnis vor sich und anderen, dass es mit einem persönlich bergab geht? Beweist dieser nicht auch, dass im Leben eine Menge schiefgegangen sein muss? Ja, das kann man so sehen. Ich persönlich hatte damals eine Phase erreicht, in der diese Empfindungen keine Rolle mehr spielten. Ich hatte mir meinen Niedergang nicht nur eingestanden, ich hatte ihn akzeptiert. Es ging von nun an nur noch um zwei Dinge: Genesung und Rückkehr ins „normale" Leben! Ich freute mich sogar darauf, dass es endlich losging. Ich legte mir eine Strategie zurecht, in der ein Vorhaben an erster Stelle stand: hemmungslose Offenheit! Ich schwor mir, auch wenn es mir noch so schwerfallen sollte: Sei ehrlich und direkt, erzähle dem Therapeuten alles. Nur dann, so stellte ich mir vor, wird er dir helfen können. Ein Leitsatz im Sinne meiner Gesundheit, entgegen meinem Naturell? Ja, natürlich, aber ich hatte keine andere Wahl. Meine persönlichen Empfindungen hatten sich dabei meiner Offenheit unterzuordnen. „Es geht um dich und dein Leben!", trichterte ich mir immer wieder ein.

Beide Therapien waren sinnvoll und taten mir gut. Aber warum gleich zwei Therapien? Ganz einfach: Die Erste war „nur" teilweise erfolgreich, sie konnte vor allem meinen Alltag erleichtern. Eine völlige Genesung war noch nicht zu verspüren und alte Strukturen holten mich, ein Jahr später, immer mal wieder ein. Die erste Therapie war eine Verhaltenstherapie, die primär meinen Umgang mit den Ängsten und das daraus resultierende Verhalten thematisierte. Über eine solche Verhaltenstherapie heißt es z.B.: *„Die Verhaltenstherapie will menschliches Leiden und die Einschränkung der Handlungsmöglichkeiten aufheben bzw. mindern.*[4]

Die zweite Therapie, die zwei Jahre später stattfand, gründete eher auf der Tiefenpsychologie. In ihr wurden Ereignisse und Momente meines Lebens reflektiert. Auch mir war klar geworden, dass reine Verhaltensmaßnahmen nicht genügen können, die Wurzel meines Übels würde sich auch in meiner Lebensgeschichte versteckt halten. Sie galt es zu finden und zu entschlüsseln. Über diese Form der Therapie heißt es: *„Darauf bezieht sich auch der Ausdruck ‚tiefenpsychologisch', denn es geht hier nicht um die Behandlung der Symptome, sondern man vertraut darauf, dass durch die Behandlung tieferer Schichten eines Patienten die Ursachen aufgelöst werden können. ‚Tiefer' heißt in diesem Zusammenhang, dass es um das (zum Teil unbewusste) Erleben und Fühlen geht und nicht um die Ebene des bloßen Verhaltens und bewussten Denkens."*[5]

---

[4] (http://www.onlineberatung-therapie.de, Abrufdatum: 18.03.2011)

[5] (http://www.ipsis.de/themen/thema_tiefenpsychologie.htm, Abrufdatum: 18.03.2011)

Dass ich vielmehr meine gesamte Einstellung und viele Gedankenbilder ändern musste, wurde mir erst später klar. Ich werde Ihnen jetzt meine Erfahrungen und Eindrücke, die ich während dieser Therapien sammeln konnte, zusammenfassend schildern und dabei sowohl auf positive als auch negative Momente, die ich erlebte, eingehen.

1. Therapie:

Ich kann mich noch sehr gut an den ersten Behandlungstag meiner ersten Gesprächstherapie erinnern. Schon während der Autofahrt war ich ziemlich nervös. Dann der Gang durch die menschenüberfüllte Einkaufsstraße, in der die Praxis lag. Ich entdeckte den Eingangsbereich mit dem befestigten Praxisschild „Psychotherapie“, was mir ein leichtes Ziehen in der Magengegend bescherte. Ich schaute mich um („Hoffentlich erkennt mich keiner!“) und dachte mir: „So weit musste es also kommen.“ Ich drückte auf die Klingel, ging die Treppe mit einem mulmigen Gefühl hinauf und durchschritt die Eingangstür der Praxis. Ich gebe zu, es war ein anderes Gefühl als bei meinen bisherigen Arztbesuchen. Eine Art von schlechtem Gewissen, kombiniert mit dem Gedanken: „Jetzt hat es dich also auch erwischt!“ Es gab kein Zurück mehr. Umso besser! „Willkommen in der Realität, mach das Beste daraus!“

Positive Aspekte:

Der Therapeut, eher der sportliche Typ, war ein ruhiger und sachlicher Vertreter seiner Zunft. Er konnte gut und geduldig zuhören und machte auf mich einen angenehm ruhigen Eindruck. Von

Beginn an gab er mir zu verstehen, dass für eine erfolgreiche Behandlung die Chemie zwischen ihm und mir stimmen müsse. Vertrauen, aber auch gegenseitiger Respekt waren ihm enorm wichtig. Er erleichterte mir meine beabsichtigte Offenheit, indem er mich freundlich aufmunterte: „Nur zu, glauben Sie mir, ich habe schon so viel gehört!" Mir fiel ein Stein vom Herzen und ich verlor meine Hemmungen. Erzählen und zuhören, für mich die vielleicht wichtigsten Schlüsselwörter dieser Therapie. Es war für mich enorm befreiend, endlich und vor allem anonym meine gesamte Geschichte, meinen gesamten Kopfsalat unverblümt zu schildern. Das tat richtig gut, das war enorm wichtig und, gerade zu Beginn der Therapie, der bedeutsamste Effekt. Ich, der Patient, er, der Profi, klar abgesteckte Rollen. Hier brauchte ich kein Blatt vor den Mund zu nehmen, keine Silbe, auch wenn sie noch so unangenehm war, herunterzuschlucken. Nein, er hörte zu, gab gute Ratschläge und vermittelte mir das Gefühl, endlich ernst genommen zu werden. Er schilderte mir ausführlich die Funktion und Aufgabe meiner seelischen Balance, die bei mir ja erheblich aus dem Gleichgewicht geraten war. Er stellte mir diverse Entspannungs- und Atemtechniken vor und erklärte sie. Das tat richtig gut und es stellten sich in der Mitte der Therapiezeit auch erste, spürbare Erfolge ein. Die Impulswellen meiner Ängste wurden im Alltag deutlich geringer. Ein weiterer Vorteil, der mich sicherer machte, war, dass die von mir in einer Woche als negativ erlebten Ereignisse in der nächsten Sitzung sofort angesprochen werden konnten. Das Böse hatte von nun an weniger Zeit, sich weiter zu entfalten, da es wöchentlich auf logische Weise neutralisiert wurde.

Ist eine Gesprächstherapie mit einer Rettungsinsel vergleichbar? Warum nicht? Mir kam es zum Teil so vor. Ein Satz, den mir der

Therapeut sagte, sollte sich mir einprägen: „Wenn die Angst Sie mal wieder überwältigt, lassen Sie sie zu, denken Sie neutral und versuchen Sie ruhig zu atmen. Ihr Körper wird sich daran gewöhnen!“ Theorie und Praxis. Aber dennoch, Fortschritte waren erkennbar, ich fühlte mich besser.

Negative Aspekte:

Seine Antworten wirkten auf mich teilweise zu routiniert. Ich fand, dass er sich nicht wirklich in mich hineinversetzen konnte. Gegen Ende meiner Therapiezeit wurden die Sitzungen meistens kürzer, wenn ich mich nicht mehr äußern konnte. In der Regel war dann nach 20 Minuten Schluss: „Okay, wenn Sie nichts mehr haben? Wir sehen uns dann nächste Woche wieder.“ Dies geschah immer dann, wenn wir uns bei einer Problematik im Kreise drehten und ich nicht erkennen konnte, wozu das Ganze gut sein soll. „Identifikation mit einem menschlichen Schicksal sieht anders aus“, dachte ich mir, während ich die Treppe wieder hinunterging und war an solchen Tagen deprimiert.

2. Therapie:

Positive Aspekte:

Meine 2. Therapie hatte einen anderen Ansatz und weckte auf Grund meiner in der Zwischenzeit dazugewonnenen Erkenntnisse auch eine andere Erwartungshaltung in mir. Ich darf behaupten, dass ich nach Abschluss der 1. Therapie und der darauffolgenden Zeit reifer und abgeklärter mit den Grundformen meiner Ängste umgehen konnte, wobei die Betonung hier auf Grundformen liegt. Nun wurden in erster Linie Ereignisse und Momente meiner

Vergangenheit analysiert, die als Wurzeln meines späteren Übels identifiziert wurden und so für wichtige Rückschlüsse sorgen sollten.

Der Therapeut war ein älterer, gemütlicher Typ mit Charme und Humor. Eine Vertrauensbasis war garantiert. „Endlich mal ein vernünftiger Sessel mit einer hohen Lehne!“, dachte ich mir spontan bei meinem ersten Besuch. Der Psychiater in der 1. Therapie hatte eine knappere Bestuhlung, mit Blick auf ein zum Teil blendendes Fenster. Sie wissen schon, der Lichteffekt. Hier aber war der Raum durch das Rollo leicht abgedunkelt und durch das gemütliche, entspannungsfördernde, dezente Lampenlicht freundlich erhellt. Klasse! Ideale Voraussetzungen, um meine Sorgen loszuwerden. Ich war wild entschlossen, optimalen Ertrag aus dieser Behandlungszeit zu erzielen. Ich wollte keine Zeit mehr vergeuden, ich wollte mein altes Leben zurück, meinen neuen Herausforderungen wieder mit Mumm und Freude begegnen. Doch meine Hauptängste verweigerten mir diese Gefühle unverändert. Ich spreche hier von meinen traumatischen Ängsten, meinen größten Befürchtungen, die mir vor allem im Fußball immer noch im Wege standen. Ich wollte ihnen nicht mehr erfinderisch ausweichen. Klaustrophobie auf großen Plätzen, Angst vor Enge und Höhe entfalteten immer noch ihre gleichen monströsen Wirkungen. Die „kleineren“, eher alltäglichen Ängste waren größtenteils abgearbeitet. Fortan galt es, die Höhen der Angst zu eliminieren. Durch meine aktive, engagierte Mithilfe schaffte es der Therapeut, wegweisende Schlüsselerlebnisse meines Lebens meinen Ängsten zuzuordnen. Zusammenhänge zwischen meiner Vergangenheit und Gegenwart wurden immer plausibler. Dies half allein deshalb, da ich die vielen Ungereimtheiten meines Leidensweges von da an nicht mehr hinterfragen musste.

Negative Aspekte:

Sprachen wir hingegen über meine größten Ängste, wurde, was hätte ich auch anderes erwarten können, die blanke Theorie „serviert“, in der ich mich schwer wiederfinden konnte. „Stellen Sie sich ein Fußballfeld vor. Die Größe des Feldes bleibt immer gleich. Nur das Drumherum nimmt zu! Sie müssen lernen, auszublenden und auszuhalten.“ Auch bei ihm bemängelte ich, dass, wenn ich nicht nachfragte – die Betonung liegt auf nachfragen –, die Sitzung nicht die erhoffte Substanz hatte. Zudem empfand ich es als negativ, dass die erste Viertelstunde (15 Minuten von 45 Minuten!) einer Sitzung zumeist mit privatem und alltäglichem Entschuldigung-Blabla vergeudet wurde. Mensch, das ist doch nicht böse gemeint, aber dafür hatte ich wirklich keine Zeit mehr! Ich hatte Verpflichtungen, denen ich wieder gewachsen sein, die ich endlich wieder ohne Stress und Angst bewältigen wollte.

Was bleibt?

Beide Therapien waren wichtig, sie gaben mir neuen und wichtigen Halt. Ich lernte sehr viel über mich selbst, aber auch über die Angst mit all ihren Facetten. Ich erfuhr viel darüber, warum mein Seelenleben aus dem Gleichgewicht geraten war und was man dagegen tun kann beziehungsweise könnte, über Entspannungsmethoden, die mir heute unverzichtbar sind, und die Entschlüsselung vieler Kernerlebnisse, die der Angst ihren Zugriff als Erstes erlaubt hatten. Das wichtigste war jedoch der befreiende Effekt, mir meinen gesamten Gedankenterror von der Seele reden zu dürfen. Das anschließende, ratgebende Gespräch verhalf mir, in der Kombination mit den erlernten Entspannungstechniken, meine alltäglichen Ängste erfolgreich einzudämmen. Die Therapien hatten ihren Anteil daran, dass ich mit voranschreitender Zeit die Gründe meiner Ängste immer besser nachvollziehen konnte.

Meine Hauptängste hingegen blieben. Die von mir so erhofften Schlüsselsätze, die alles wieder ins Lot bringen würden, blieben aus. Heute weiß ich natürlich, dass es diese gar nicht geben kann. Damals, naiv und fordernd, war ich frustriert. Welchen Wert würde ich einer Therapie heute beimessen? Einen sehr hohen, das steht für mich fest. Ich sehe sie heute als eine erste große Entlastung an, aber auch als Vorbereitung auf das weitaus Schwierigere, das noch folgen wird. Aber reichen eine oder auch mehrere Therapien als alleinige Maßnahme aus, damit ein Erkrankter sich von seinen größten Ängsten befreien kann? Was mich betrifft: mitnichten! Dazu war sie zu theoretisch, ohne praktischen Effekt. Eine Therapie, in der mich der Therapeut in den Praxisübungen begleitet und unterstützt hätte, wäre wohl geeigneter gewesen. Diese Chance blieb mir verwehrt. Mehr denn je wurde mir bewusst, dass ich mein eigener Experte, mein eigenes „Versuchskaninchen" werde musste. Der Weg wird noch lang sein! Es wird noch dauern, gab ich mich keinen falschen Illusionen hin. Die Angst durfte sich noch sicher fühlen. Noch!

Ein wegweisender Satz blieb haften. Ein Satz, der nicht nur wahr, sondern für mich zukunftsweisend war. Meinem zweiten Therapeuten stellte ich am Ende meiner Therapie die Frage, ob ich die Therapie nicht noch verlängern könnte. Er konterte nachhaltig: *„Irgendwann müssen Sie auch wieder alleine schwimmen können!“* Er hatte Recht. Die Zeit war reif. Der Rest lag allein bei mir!

Die Literatur

Sein eigener Experte sollte man werden! Mann, oh Mann, große Worte! „Wie muss ich da vorgehen?“, schoss es mir durch den Kopf. Ich brauchte Informationsquellen, aus denen ich Erkenntnisse über die Wesenseigenschaften meines Seelentumors gewinnen konnte. Ich entwickelte das starke Bedürfnis, alles über meinen ungeliebten Feind zu erfahren. Mir wurde klar, dass ich meine Angst nur dann besiegen kann, wenn ich so viel wie möglich über sie erfahren, aber auch lernen würde. „Wissen ist Macht, warum nicht auch hier?“, redete ich mir immer wieder ein. Der Fußballtrainer in mir, der seine Mannschaft auf den nächsten, sehr starken Gegner akribisch und detailliert einstellen musste, meldete sich lautstark zu Wort! Wo liegen seine Stärken, wo offenbart er Schwachstellen. Ja, Schwachstellen! „Auch die Angst muss Schwächen haben“, machte ich mir Mut und wurde dabei immer motivierter. „Ich werde dich entlarven, ich werde dir auf die Schliche kommen, koste es, was es wolle!“ Zusätzlichen Antrieb gab mir das Buch des mehrmaligen Tour-de-France-Siegers Lance Armstrong: „TOUR DES LEBENS, WIE ICH DEN KREBS BESIEGTE UND DIE TOUR DE FRANCE GEWANN“. Ja, so musste es gehen! Wo ein Wille ist, da ist auch ein Weg. Eine Textstelle unterstützte mein Vorhaben auf besondere Weise:

„Wir vertieften uns ausgiebig in alles, was es über den Krebs zu lesen gab. ‚Wir müssen jeden Stein einzeln umdrehen!', sagte meine Mutter. Zwischen den Lesestunden besprachen wir, was jetzt zu tun sei."[6]

Doch warum kam ich erst jetzt darauf, warum erst nach dem Abschluss meiner 2. Therapie? Ich denke heute, dass ich damals noch zu naiv und unwissend war, da ich den Wert meiner ersten kleinen Erfolge („Es wird mit der Zeit schon besser!") überschätzt hatte. Aber zum anderen fehlte mir hierfür einfach der Mumm, meinen traumatisch gewordenen Angstsituationen selbstbewusst ins Auge zu schauen. Ich befürchtete sicherlich auch, mich auf Grund der konstruktiven Anweisungen nun wirklich in die Konfrontationen begeben zu müssen. Wer leidet schon gerne? Ich war einfach noch nicht so weit. Erst später wurde mir klar, dass ich diesen steinigen Weg wohl gehen musste. Meine Erlösung lag in der Anstrengung, in der kompromisslosen Begegnung. Ich wusste, dass die Fachlektüre auf der einen Seite und die Umsetzung der hieraus gewonnenen Erkenntnisse auf der anderen Seite zwei völlig verschiedene Paar Schuhe sind. Die Qual beginnt erst, nachdem man sich Wissen erworben hat, das sollte ich noch erfahren. Auch der lange Leidensweg meiner Erkrankung, meine nun fast 2½-jährige, aber immer noch halbherzige Gegenwehr bewiesen mir, dass es letztendlich eskalieren musste. Ich registrierte den teuflischen Beigeschmack meiner Erkrankung: „Hier bist du es, der am meisten arbeiten muss!" Mein Aufwand an Eigeninitiative und mein Wagnis würden meine späteren Gradmesser sein. „Wenn du nicht bereit bist, dich deinen Abgründen zu stellen, wird aller Aufwand zuvor unbelohnt bleiben!", packte

---

[6] (Armstrong/Jenkins, 2000, S. 101)

mich die Wahrheit an die Kehle. Ich möchte nicht so weit gehen, eine Konfrontationssituation mit der Redewendung „Du musst zum Sterben bereit sein!“ zu vergleichen. Nein, das ginge zu weit, obwohl ein Hauch davon mich des Öfteren berührte!

Grundsätzlich galt es also, meine Kenntnisse zu optimieren. Ich begann eine Art Studium, das ich weitaus engagierter und wissbegieriger betrieb als mein Studium an der Universität. Es packte mich eine zuvor nicht gekannte Neugierde und Ausdauer, die dem Lesemuffel, der ich einst war, so gar nicht entsprechen sollte. Noch heute muss ich darüber schmunzeln, wenn ich mich an diese Wandlung zurückerinnere. Aber es war richtig und notwendig zugleich! Ich frage Sie ernsthaft: Kann es eine größere Motivation und ein größeres Ziel im Leben geben, als sich selbst retten zu wollen? Fußballbundesliga, Prestige, Ansehen? Alles Kindergarten! Nein, das hier war wirklich wichtig!

Meine Angst zeigte sich nicht nur in der Gestalt des tiefen Schlundes von Furcht und Schrecken, sondern nachwirkend und nachhaltig auch in ihrer Form der Verzweiflung, des Verlustes und der Trauer. Für mich galt es, in allen Feldern gleichermaßen zu bestehen, um wieder gesund zu werden. In dieser Phase legte ich mir stets Stift und Papier zur Seite, um die wichtigsten Passagen meiner Literatur nicht nur festzuhalten, sondern durch sehr häufiges Nachlesen auch zu verinnerlichen.

Alle Bücher hatten für mich einen unverzichtbaren Wert. Ich ging zum Teil sogar so weit, mir meine notierten Merksätze auf einen Tonträger aufzunehmen. Ich wollte die so wirksamen Worte nicht nur verinnerlichen, nein, ich wollte sie mir einimpfen. Abends las ich, tagsüber hörte ich die von mir auserkorenen Leitsätze im Radio meines Autos. Ja, ein neues Gefühl musste her!

Ich bemerkte sehr schnell, dass dies ein weiterer wichtiger Baustein werden sollte. Natürlich wollte ich, und das so schnell wie möglich, meine neuen Leitregeln auch in die Tat umsetzen, aber fühlen konnte ich sie noch nicht. „Der Kopf sagte Ja, der Bauch aber immer noch laut Nein." Dieser Prozess war mindestens genauso schwer wie der mit Leid erfüllte Gang in die Konfrontationen, natürlich auf einer anderen Ebene. Dennoch bemerkte ich, dass beide auch irgendwo miteinander zusammenhingen. Dazu später mehr. Letztendlich hatte ich mir ein brauchbares Fundament an Wissen angeeignet, mich für den Showdown intensiv vorbereitet. Ich war zufrieden, und mein Mut, der Angst zu begegnen, war gestärkt. Ich fühlte mich endlich bereit!

2010...

Dass ich selbst einmal ein Buch schreiben sollte, hätte ich zuvor auch nicht für möglich gehalten. Lebenskrisen können Talente freisetzen, ich habe es erlebt! Die Idee dazu kam mir in meinem dritten Jahr bei Rot-Weiss Essen. Meine „Platzphobie" bekam ich so langsam in den Griff und im Training entwickelte ich mich auf Grund meines Fleißes und meines Ehrgeizes unglaublich weiter. Mittlerweile lebte ich meine neue Aufgabe als Torwarttrainer mit jeder Faser meines Daseins aus. Ich kreierte mit großem Fleiß meine eigene Philosophie eines optimalen Torwarttrainings und verpasste meinem Job meine ganz persönliche Note. Ein unangepasster Typ, der vielleicht auch durch seinen Krankheitsverlauf die Gabe geschenkt bekommen hatte, seine Gegenüber wirklich zu verstehen und seine Torhüter auch dadurch optimal betreuen konnte. „Nachvollziehbarkeit" war mein neues Markenzeichen, für die ich wie kein anderer stand. Die Abgründe der Angst erwei-

tern halt nicht nur das Bewusstsein der eigenen Selbstreflexion, sondern verbessern auch die Fähigkeit zur Empathie gegenüber anderen. Wenigstens ein Vorteil dieser abartigen Erkrankung.

Diese Wandlung war der Schlüssel zu meinem Buch! Gesprächsbedarf gab es bei der Vielzahl an Betriebsblinden in dieser Branche jedenfalls genug. Das Problem dabei? Ich hatte in meinem bisherigen Leben noch nie mehr als 5 DIN-A 4 Seiten ausfüllen können. Und die auch nur sehr mühsam und mehr schlecht denn recht. Doch mein krankheitsbedingtes Schicksal schien mir jetzt einen Ball zuzuwerfen, den ich bis zu diesem Zeitpunkt schlicht und ergreifend ignoriert hatte. Eine wahre Flut an fruchtenden Ideen flog mir um die Ohren und die Wörter schienen wie von selbst nur so aus mir herauszusprudeln. Es war unglaublich. Diese neu gewonnene Kreativität war für mich total gesundheitsfördernd, da sie mich eine andere Welt kennen lernen ließ. Eine Welt, die nur mir gehörte, in der ich den wahren Reichtum meiner Lebensenergie schätzen lernte und meine eigenen Antworten auf all die Geschehnisse in unserer verrückten Welt zu Papier bringen konnte.

Auf diese Art und Weise entstand nach nur 3-monatigem Schreiben mein erstes Buch „Fußballtorhüter", das seitdem in Fachkreisen große Anerkennung genießt und mich bis heute mit großem Stolz erfüllt. Zugetraut hatte es mir damals nicht einer! Warum? Weil die Menschen erst dann klatschen, wenn ihnen etwas Fertiges serviert wird, das idealerweise auch die Allgemeinheit für gut befinden sollte.

Man ist halt meinungsabhängig...

Begibt sich hingegen jemand in ein komplett neues Fahrwasser, so sind den meisten unterstützende Worte fremd. Vielleicht auch deshalb, weil träumen und ausgefallene Ziele anzustreben ein gesellschaftliches Tabu zu sein scheint, dass den eigenen, vorgegebenen Weg in Frage stellt und den Menschen ihr ganz persönliches, schwarzes Loch im Leben vor Augen führt.

Ok, jetzt drifte ich ein wenig ab. Aber ich spreche aus Erfahrung.

Daran kann ich mich noch genau erinnern: Ich kam damals total euphorisch in den Garten meiner Eltern. Zwei/Drei – ich weiß es nicht mehr – weitere Bekannte waren ebenfalls dort. „Hey, hört mir doch mal eben kurz zu!“, forderte ich sie leicht ungeduldig auf. „Ich möchte euch mal eben etwas vorlesen.“ Stolz legte ich meine „erste!“ komplett durchkorrigierte DIN-A4 Seite auf den Tisch. Eine erste Idee für die Einleitung meines neuen Buches. Total überzeugt las ich den kleinen Artikel vor und blickte anschließend in die leicht irritierten Gesichter meiner Zuhörer. „Na ja, ganz ok, aber was soll das bringen?“, konnte der Ausdruck ihrer fragenden Blicke auch unausgesprochen verraten. „Wisst ihr was, ich schreibe ein Buch über den Fußballtorhüter!“

Das anschließende ungläubige Lächeln war Antwort genug…

Davon ließ ich mich aber nicht beirren und ein weiterer Trumpf, mein ramponiertes Selbstwertgefühl wiederherzustellen, stand mehrere Wochen später parat.

Im Oktober 2011 erschien „Fußballtorhüter“ von Thorsten Albustin im renommierten Copress-Verlag. Ein stolzer Moment. Das Buch sorgte für Aufsehen und konnte mir in der Folgezeit die ein oder andere Türe im Fußball öffnen. Und der Angst einen richtigen Haken verpasste!

Lebenskrisen können Talente freisetzen, ich habe es erlebt!

Entspannung

Wozu mich mein Therapeut aufforderte, kommt mir vor, als hätte ich es erst gestern gehört: „Sie müssen Ihre seelische Balance wiederherstellen. Sie ist aus dem Gleichgewicht geraten. Dadurch entsteht Unruhe, die angstfördernd wirken kann!" Bei ihm lernte ich die progressive Muskelentspannung, die er mir in der dritten und vierten Sitzung nicht nur ausführlich erklärte, sondern auch praktisch vorstellte. Zunächst reagierte ich skeptisch. Ich konnte mir damals nicht vorstellen, dass diese Anwendung bei mir wirken sollte. Dennoch, lernbereit und demütig wie ich mittlerweile war, ließ ich mich darauf ein. Er empfahl mir das Training, das ich ganz nach meiner Wahl im Sitzen, aber auch im Liegen gestalten könne, möglichst immer zur gleichen Tageszeit zu Hause durchzuführen. „Wichtig ist, dass der Raum leicht abgedunkelt ist und Sie vor allem ungestört sind. Bitten Sie Ihre Familie um Verständnis und Toleranz, denn diese Zeit soll allein Ihnen gehören." Der Effekt der Übungen sollte zudem durch absolute Ruhe unterstützt werden. Gesagt, getan! Noch am selben Abend versuchte ich, seinen Anweisungen zu folgen.

Ich studierte den auf ein Blatt geschriebenen Programmablauf und legte mich ins Bett. Mein Tagesablauf ermöglichte es mir, die Übungen nur zur Abendzeit zu machen, was sich im Nachhinein als Vorteil herausstellen sollte. Die ersten Erfahrungen mit diesen Übungen waren ungewohnt und schwierig zugleich, da mir allein das ruhige Liegen mit geschlossenen Augen schwerfiel, ein weiteres Indiz dafür, welch unruhiger Geist ich geworden war. Der gesamte Ablauf bestand aus Muskelan- und Muskelentspannung sowie der begleitenden Atemtechnik. Von Muskelgruppe zu Muskelgruppe, von den Füßen und Beinen aufwärts bis zu meinem Gesichtsbereich arbeitete ich mich zielstrebig vor. Das kontrollierte, abgestimmte Ein- und Ausatmen in den Bauchbereich stellte sich zu Übungsbeginn als die größte Herausforderung dar. Das entspannungsfördernde „In-den–Bauch-Atmen“ war mir bis dato völlig unbekannt gewesen. Der Therapeut empfahl mir zudem, die progressive Muskelentspannung mit einer positiv verstärkenden Fantasievorstellung abzuschließen. Glückliche Bilder aus meiner Kindheit, die Vorstellung, ich liege gemütlich und entspannt an einem knisternden Kaminofen, boten sich als passende Ruhepole ideal an. Nach zwei Wochen hatte ich meinen persönlichen Rhythmus gefunden und Gefühle der Entspannung stellten sich nicht nur während der Übungszeit, sondern auch vermehrt am Tage ein. Nach vier Wochen war ich mehr als positiv überrascht. „Ihr Körper wird sich darauf einstellen!“, hörte ich die Stimme meines Therapeuten. Er hatte Recht! Der zuvor punktuell wirkende Entspannungseffekt wurde so langsam zu einem ganzheitlichen Gefühl des Wohlbefindens. Ich hatte sogar fast den Eindruck, dass mein Körper begann, die täglich zu wiederholende Prozedur einzufordern. Es war beeindruckend, da mich allein der Gedanke an die abendliche Seelenpflege schon zur Mittagszeit erfreute. Fast vergleichbar mit der Vorfreude auf ein gutes Mittagessen oder der heißersehnten und wohlverdienten Wohnzimmercouch nach einem anstrengenden Arbeitstag. Es kam mir jedenfalls so vor. Mein Entspannungstraining wurde von Tag zu Tag immer mehr zu einem Ritual, das als fester Programmpunkt meines Alltags zu einem unverzichtbaren Bestandteil wurde. Mein seelischer Zustand verbesserte sich spürbar und hatte großen Anteil daran, dass die Ängste des Alltags Schicht um Schicht ihren großen Schrecken verloren.

Auch meine erlernten Atemtechniken bewirkten einen zuvor nicht gekannten Entspannungsimpuls, der sogar im Gefecht des Tages seine Strahlkraft nicht verlor. Sehr gut und gerne erinnere ich mich an eine Situation zurück, die jetzt knapp acht Jahre her ist. Nach einem terminlich ausgelasteten Tag verabredete ich mich abends mit einem Freund, um mit ihm noch etwas zu unternehmen. Als wir mit dem Auto am Parkplatz unserer Lokalität ankamen, bat ich ihn unverblümt noch um ein wenig Geduld. „Hey, gib mir noch mal fünf Minuten. Ich muss ein wenig runterfahren!" Verwundert und leicht irritiert schaute er mich an, stimmte aber zu. Glauben Sie mir, dieser Freund kennt mich schon so lange, der wundert sich bei mir so schnell über nichts mehr. Egal, ich hätte es auch jedem anderen gesagt. Ich schloss für fünf Minuten die Augen, machte meine gleichmäßige Atemübung und war danach wie ausgewechselt. Ich musste ein paarmal gähnen, meine Augen begannen zu tränen und es war, als hätte ich mir dadurch meinen gesamten Tagesstress einfach hinausgespült. „Das könnte ich nicht!", so die überraschte Reaktion meines Freundes. „Kann man alles lernen!", lachte ich ihn an und war froh und stolz zugleich. Atemübungen sind für mich seitdem ein ideales Mittel zur Entspannung, das ich in fast allen Lebenssituationen anzuwenden weiß, meiner vorherigen Skepsis zum Trotz. Ich hatte mich darauf eingelassen, worüber ich bis heute froh bin. Es war die erste richtige Niederlage meiner Angst. Es muss ihr wehgetan haben. Was für eine Genugtuung!

Mein Entspannungstraining war für mich eine Art Rettungsinsel. Eine kostenlose Psychotherapie, die mir den Spagat zwischen „Abgrund vs. sportliche Ziele" überhaupt ermöglichen konnte.

Ganz gleich wie zerrissen ich dann und wann auch war, ich wusste, dass ich den Ort der inneren Ruhe für mich gefunden hatte, ein neues zu Hause, das mir die Kontrolle über meinen Körper ein Stück weit zurückgab.

Keine Drogen – Treibe SPORT!

Sorgen im Leben? Eine brisante Situation mal noch soeben überstanden? Kein Problem. „Auf den Schreck brauche ich jetzt erst einmal einen Schnaps!“ Sicherlich ist vielen von uns diese Floskel bekannt. Kann demnach der Schnaps, das bewusste „Trinken“, wirklich beruhigend sein? Kann er Probleme vergessen machen, ja sie sogar gänzlich vertreiben? Ich kann bestätigen, dass „aktives Trinken“ seinen Zweck für den Moment erfüllt. Ja, dass es für Entspannung bei einem strapazierten Nervenkostüm sorgt. Dass es aber Probleme aus der Welt schafft, muss ich heftig verneinen. Ganz im Gegenteil! Ich musste meine bitteren Erfahrungen erst noch machen.

Es war die Zeit vor meiner ersten Therapie. Der stetige Anstieg von Unruhe und Angst hätte mich beinahe zerfressen. Als ehemaliger Genusstrinker erhöhte ich meine abendliche Dosis in einem Maße, dass sie bald weit über den „normalen“ Genuss hinausging. Frei nach dem Motto „Nach mir die Sintflut!“ provozierte ich meine „persönlichen Auszeiten“ immer drastischer. In dieser fast halbjährigen Phase schaffte ich es, mich in den Momenten des alkoholisierten Nebels von meinen Ängsten zu befreien, mich an meiner Schmerzlosigkeit zu erfreuen. Der Rausch bot mir seine trügerische Gelassenheit und Stärke an, die ich in meiner Verzweiflung dankend annahm. Mir war zu diesem Zeitpunkt noch nicht bewusst, dass ich den Graben zwischen Realität und manipulierter Scheinwelt immer mehr vergrößern würde. Den wahren Schaden bemerkte ich erst später. Meine Wahrnehmung war verzerrt. Ich redete mir ein: „Warum sollte ich nicht das Recht haben, für ein paar Stunden zur Ruhe zu kommen? Ich nehme es mir einfach, basta!“ Meine Angst muss sich köstlich amüsiert haben. Der Morgen danach zeigte mir schonungslos auf: Probleme wegtrinken? Ängste wegtrinken? – „Das funktioniert nie im Leben!“, merkte ich. Es kam sogar noch wesentlich schlimmer. Die Angst am Morgen zeigte sich wie ein ausgewachsener Dämon, der meine vom „Kater“ gebeutelte Gestalt wehrlos zerquetschen konnte. Meine eh schon festgebissene Unsicherheit stieg ins Unermessliche und der Tag wurde zur Tortur. Meine Angstsymptome kamen pünktlich mit dem Aufwachen und mit mindestens doppelter Stärke zurück. Mein Körper bebte und der kleinste Reiz gipfelte in dem von mir so gefürchteten Panikgefühl. Ich hatte nur ein Ziel: Ich musste es irgendwie bis zum Abend schaffen, um mich in den Schutz meiner wärmenden Betäubung zu retten. „Große Reden“ am Abend, das „große Zittern“ am nächsten Tag. Treffender kann ich es nicht beschreiben. Die alternative Einbahnstraße, am Tage weiter zu trinken, schien zu dieser Zeit die einzige Chance zum Überleben zu sein.

2007 …

Diese 3 Monate hatten es wirklich in sich. Eine schlimme Zeit. Ich war nur noch ein Schatten meiner selbst und meine ganz persönliche Abstiegsspirale nahm rapide an Fahrt auf. An diesen ganz speziellen Sonntag kann ich mich noch heute bestens erinnern. Ein schwarzer Sonntag, der für mich seitdem als drohendes Mahnmal steht, denn der Exzess kann die eigene Persönlichkeit auslöschen! Das sollte ich noch erfahren. Auf die ganz harte Tour!

Wie es dazu kam?

Ich hatte mir am Samstagabend mal wieder ordentlich die Kante gegeben und wachte am Morgen danach entsprechend verkatert auf. Ein vertrautes Gefühl, der ganz normale Ablauf! Aber nur verkatert? Nein, das wäre untertrieben. Mein Herz raste und die Angst zog all ihre Register. Es war gegen 10 Uhr, als ich hektisch und verloren das Haus verließ. „Tschau, bis nachher!“, rief ich meiner Frau noch nach und flüchtete mich in Richtung Tankstelle. Ihre Antwort: „Ja, ja …“ Den vorwurfsvollen Blick ihrer berechtigten Sorge ersparte ich mir.

Am Kassenschalter angekommen, konnte ich mich vor lauter Schwindel und Unruhe kaum noch auf den Beinen halten. „Jetzt, ja jetzt wirst du umkippen!“, schoss es mir permanent durch den Kopf und ich hielt mich Halt suchend an der Kassentheke fest.

Der Verkäuferin waren mein Zustand und mein elendes Aussehen sicherlich nicht verborgen geblieben und sie beeilte sich, mir meine „4 Halben Könige“ schnellst möglichst auszuhändigen. Vielleicht dachte sie auch nur: „Hoffentlich ist dieser aufgedunsene Trunkenbold hier bald raus!“ Das war mir natürlich egal, denn ich hatte ja das bekommen, was ich wollte. Das, was ich wollte?

Nein, das, was ich brauchte! Und zwar dringend. Ich bezahlte und verließ im Eiltempo die Tankstelle. Mein nächster Anlaufplatz? Ein Spielplatz, gerade mal 500 Meter von der Tankstelle entfernt.

Endlich angekommen, ließ ich mich erleichtert auf die Bank fallen, öffnete meinen Rucksack, entnahm die Bierflaschen und ‚flopp!', setzte ich zum ersten, aber ganz großen Schluck an. Der Alkohol schoss durch meine Venen und nahm mich mit seinem wärmenden Charme fest in seine Arme.

Ich atmete ganz tief durch. „Puh, geschafft..."

Es war Sonntagmorgen, 10. 30 Uhr. „Auf dein Wohl! Willkommen zu Hause! Du Looser!"

Nach circa 30 Minuten nahm ich mir gierig die dritte Flasche vor und bemerkte, wie sich mein innerer Frieden aufzulösen schien. Die Unruhe kehrte zurück. „Das gibt es doch gar nicht! Was ist los mit dir??", brummelte ich nervös vor mich hin und die Angst drückte mir ihre Krallen fest in den Leib. „Warum funktioniert das nicht mehr?", flüsterte ich beinahe flehend. Die Angst kam zurück! Trotz Konterbier, trotz wiederhergestelltem Pegel! Mein Magen zog sich wie ein Schwamm zusammen und ich musste instinktiv irgendwie in Bewegung kommen.

Wollte ich etwa weglaufen? Wenn ja, vor wem? Vor mir selbst, vor der Situation, vor meinem Leben? Auch das half nicht mehr! Mir wurde speiübel! Ich schleppte mich taumelt zur nächsten Hecke und musste mich mehrfach übergeben.

Mein beschissenes Leben musste raus... Ganz einfach raus!

Den Weg nach Hause fand ich dennoch. Das hatte ich nicht erwartet. Ich dachte zuvor eher, dass mein letztes Stündchen nun geschlagen hat. Ich legte mich ins Bett und schlief bis zum Nachmittag durch.

Der Abend hielt für mich noch ein „besonderes Bonbon“ parat. Und dafür lohnte es sich aufzustehen.

Denn ich hatte ja noch ein paar Bier im Kühlschrank ...

Der Alkohol war zum besten Freund meiner Angst geworden, als Team waren sie unschlagbar. Beide gaben sich hämisch grinsend die Hände und zwängten mich spielend leicht in die Knie. Wie ein automatisierter Gedankentsunami donnerte der Bilderrausch meiner Ängste auf mich zu, jegliche Signale überfahrend. Nein, ich übertreibe nicht! Aus der Mücke wurde der sprichwörtliche Elefant, aus einer rot überfahrenen Ampel die wuchernd übertriebene Strafanzeige und aus einem 08/15-Streit die dauerhaft gekündigte Freundschaft. Es war unfassbar! Dieser Teufelskreis war meine persönliche Fahrkarte nach ganz unten. Die Kombination aus Angst und Alkohol kann ich getrost als meine schlimmste Erfahrung meiner gesamten Odyssee bezeichnen. Sicherlich trinke ich auch heute noch mein Genussbier, aber bewusst und nicht deswegen, mich zu betäuben. Ängste und Alkohol vertragen sich nicht, glauben Sie mir. Ich hatte meine Lehren gezogen und konnte die Notbremse ziehen. Gott sei Dank!

Diesen „Job“ übernimmt heute mein Entspannungstraining. Aber auch andere gesundheitsbewusste Maßnahmen kommen hinzu. Eine der notwendigsten ist für mich der Sport, die bewusste und gezielte körperliche Bewegung. Ich stelle mir bei dem Vergleich zwischen Alkohol und Sport als Entspannungsmaßnahme häufig eine etwas abstrus erscheinende Aufwands- und Ertragsrechnung vor. Denn mittlerweile sehe ich den Zeitpunkt, an dem man

„sich einen über den Durst trinkt", als einfachen Aufwand an, der nach kürzester Zeit seine Decken der Betäubung fallen lässt. Sorgen und Ängste lassen nach und werden rasch von der ersehnten Entspannung ersetzt. Der Ertrag hingegen liegt jedoch bei null. Meiner Gesundheit wurde nicht nur physisch geschadet, sondern sie wurde durch die geballte Rückkehr von Sorgen und Ängsten zusätzlich und weiter geschwächt. Ein Eigentor der klassischen Art. Der Sport hingegen fordert, während man ihn betreibt, einen höheren Aufwand; Eigeninitiative und Willensstärke vorausgesetzt. Dieser Aufwand wird aber durch den anschließenden Effekt mehr als belohnt. „Nach dem Laufen wird es mir bessergehen?" Absolut richtig! Ich fühlte mich wie durchgepustet, erfrischt und vor allem wesentlich stressresistenter. Kleinere Sorgen lösten sich auf, die Empfänglichkeit für Ängste wurde spürbar weniger. Ich fühlte mich gestärkt und konnte diese Stärke meinem Gegner auch entgegenbringen. Es war nicht nur der Anfang meiner lang ersehnten, zurückkehrenden Selbstsicherheit, nein, in mir entstand vor allem das Gefühl, der Angst erstmals aktiv Gegenwehr geleistet zu haben. Meine Kräfte, meine Energien wurden für den bevorstehenden Kampf wahrhaft mobilisiert. Wie lässt sich diese Art von Jungbrunnen erklären? Ich stellte mir drei Fragen und durchforstete das Internet. Die passenden Antworten ließen nicht lange auf sich warten!

1. Frage: Warum ist Sport gesund?

Antwort: Die Wirkungen des Sports auf Körper und Seele sind deshalb auch als Studienthema „in". Er soll das Sexleben ankurbeln, die Knochen festigen, Herz-Kreislauf-Erkrankungen vorbeugen, das Gemüt bei Depressionen aufhellen und sogar die geistige Leistungsfähigkeit verbessern, lauten die Ergebnisse wissenschaftlicher Untersuchungen.[7]

2. Frage: Hilft Sport gegen Stress?

Antwort: Regelmäßiges Laufen baut die Stresshormone Adrenalin und Cortisol ab. Es kurbelt die Lebensfreude an und steigert das Selbstwertgefühl. Dies bringt nicht nur mehr Elan, es verringert sogar depressive Verstimmungen. Das Training sollte moderat starten und regelmäßig sein.[8]

3. Frage: Kann Sport Ängste verringern?

Antwort: Indem Sie sich wieder vermehrt bewegen und vor allem Sport treiben (Treppen steigen, Joggen, auf dem Heimfahrrad trainieren), können Sie sich selbst davon überzeugen, wie leistungsfähig Ihr Körper ist. So verringern Sie auch rasch Ihre körperbezogenen Ängste.[9]

ÜBERZEUGT?

---

[7] www.netdoktor.de, Abrufdatum: 22.03.2011

[8] www.medizinauskunft.de, Abrufdatum: 22.03.2011

[9] www.angst-auskunft.de, Abrufdatum: 22.03.2011

2011…

Ich konnte und kann den Antworten nur zustimmen und setzte mich in Bewegung. Und wie! Diesen Entschluss fasste ich am Ende meiner letzten Saison als Torwarttrainer bei Rot-Weiss Essen. Meine Phobie vor großen Menschenmassen hatte ich mir mittlerweile mit eisernem Willen abtrainiert.

Dazu gleich mehr…

Was musste also passieren? Es war so…

Als Torwarttrainer kam ich meiner Vorstellung eines optimalen Torwarttrainings immer näher und mein Torwartbuch etablierte sich mehr als zufriedenstellend auf dem Markt. Die Zeit für eine Rückkehr zu einem Bundesligaclub war reif. Ich spürte es! Einen ersten losen Kontakt zum renommierten FC Schalke 04 hatte es bereits gegeben. Noch nichts konkretes, aber immerhin ein verheißungsvoller Anfang. Zurück in die spannende Welt von damals.

Das wäre es! Mein großer Traum schien zum Greifen nah. Und ich war bereit! Um dieses Vorhaben ein wenig zu forcieren, kündigte ich in der Winterpause meinen Abgang bei Rot Weiss Essen an. Ich wollte mein Glück selbst in die Hand nehmen, den nächsten für mich logischen Schritt selbst beeinflussen.

„Hey Leute, ab Sommer bin ich zu haben! Ruft mich an! Ihr werdet es nicht bereuen!“, schoss es mir dabei durch den Kopf.

Doch erstens kommt es anders, und zweitens als man denkt. Der erhoffte Deal mit Schalke 04 kam nicht zu Stande und ich musste bis Mitte Mai auf ein Angebot eines anderen Clubs warten. Ein sehr später Zeitpunkt.

Der damalige Zweitligist MSV Duisburg bot mir eine Aufgabe als Co-Trainer seiner 2. Mannschaft an. Eine Regionalligatruppe, die in der abgeschlossenen Saison den Aufstieg aus der Oberliga perfekt gemacht hatte. Eigentlich keine uninteressante Aufgabe. Die Sache hatte aber einen Haken. Aus mehreren Gründen. Zum einem konnte ich meinen Job als Torwarttrainer, in dem ich mich so prächtig entwickelt hatte, nun nicht mehr weiter ausbauen. Zum anderen war der Traum einer hauptamtlichen Anstellung geplatzt, denn die finanzielle Offerte des klammen Zweitligisten hatte unteres Amateurniveau und konnte mir nur mit einer halbtäglichen Beschäftigung in der Buchhaltung einer Spedition finanziell versüßt werden. Versüßt? Von wegen! Sollte ich etwa in das von mir verhasste Büroleben zurückkehren müssen? Meine Torwarttrainer-Laufbahn verrotten lassen? Ich konnte mich mit diesem „Paket" einfach nicht anfreunden und musste es auf Grund mangelnder Alternativen dennoch annehmen. Das war wirklich bitter. Mein ganzer Aufwand zuvor schien umsonst gewesen zu sein? Ich war unzufrieden, phasenweise sogar verbittert und hatte keinen blassen Schimmer, wie ich dieses Jahr schmerzfrei über die Bühne bringen sollte.

Dennoch, ich musste da durch. Wie auch immer! Ich hatte keine andere Wahl.

Meine innere Stimme rief mir zu: „Du musst dich wieder bewegen, sonst wirst du dieses Jahr nicht ‚heil' überstehen!" Es schien mal wieder um mein Leben zu gehen und mein Mut, im Unbequemen zu bestehen, war mal wieder gefragt. Darin kannte ich mich ja aus. Immerhin etwas! Obwohl das Maß des Erträglichen schon längst erreicht war! Ich konnte mich nochmal aufraffen, Gott sei Dank: „Mensch, du hast schon Schlimmeres überwunden!

Straff dich und mach weiter! Bringe dich wieder in Form! Das wird dir helfen!"

Gesagt, getan. Ich holte meine leicht verstaubten, alten Laufschuhe aus dem Keller und begann zu laufen. Tagtäglich, wann immer es meine Zeit zuließ, obwohl mein Tag mit dem unattraktiven MSV/Buchhaltungs-Paket ziemlich vollgepackt war. Aber wo ein Wille ist, da ist auch ein Weg!

Ich setzte mich seit einer gefühlten Ewigkeit wieder in Bewegung und lief – ja, ich muss es so ausdrücken – sprichwörtlich um mein Leben. Der Anfang fiel schwer, denn ich hatte meinen Körper ja mit anderen Dingen abtrainiert und wog mittlerweile um die 96 kg. Ein hartes Stück Arbeit stand mir bevor. Dass es aber zu einem Selbstläufer werden sollte, konnte ich zu diesem Zeitpunkt natürlich noch nicht erahnen.

3 km im ersten Monat. Eine Tortur, das kann ich Ihnen sagen! 5-6 km im 2. Monat. Die fielen mir schon leichter. Die alten Gene wurden aktiviert. Und zum Teil mehr als 10 km in den Wochen darauf. Und zwar schmerzfrei! Unglaublich! Das Laufen wurde für mich zu einer Droge, die mir ausnahmsweise mal gut tat. Genial! Sie gab mir die Kraft und das gute Gefühl für meinen Alltag zurück.

Und ich war nicht zu bremsen.

Sonntagmorgen, 7.30 Uhr, noch dunkel, Regen und nasskalte 5°C? Unwichtig! Ich war wieder unterwegs. Der Auftrag war unmissverständlich: „Hol dir dein altes Rüstzeug zurück! Und das mit aller Macht!" Es funktionierte: Ich wurde Tag für Tag fitter und spürte den positiven Effekt meiner neu gewonnenen Energiequelle nicht nur nach dem Laufen, sondern vor allem auch wäh-

renddessen. Ich fühlte mich frei wie ein Vogel und spürte, wie die pulsierende Lust auf Leben durch meine Adern floss. Stabilisationsübungen und aktive Entspannungsmaßnahmen (kennen Sie die 5 Tibeter?) kamen hinzu und machten mich noch stärker! Die Ernährung wurde diesem Pensum angepasst und meine angehäuften Kilos purzelten in ICE-Manier. Sichtbare Fette, schmackhafte Soßen – von da an tabu. Und das aus Überzeugung! Ein positiver Dominoeffekt!

Das Resultat konnte sich dann auch wirklich sehen lassen! Allein in den ersten 3 Monaten nahm ich über 20 kg ab. Unglaublich! Meine Figur wurde immer athletischer und ich war megastolz auf mich.

Der ein oder andere dachte, ich sei krank! „Quatsch! Mir geht es blendend!", konterte ich mit einem breiten Grinsen. „Wie kann man denn in so kurzer Zeit so schnell abnehmen? Welche Diät ist das denn?" Meine süffisante Antwort: „Meine Diät heißt ‚Der Kampf gegen sich selbst!' Konfrontiert euch doch mal mit euren Abgründen, geht selbstkritisch mit euch um. Belügt euch nicht selbst und versucht dann mal zu überleben! Das ist das härteste, aber auch beste Wellnessprogramm, was ihr bekommen könnt. Das kann ich euch garantieren!"

Über die erstaunten, unglaubwürdigen Blicke amüsiere ich mich noch heute. Denn weiter abnehmen, obwohl ich meinem Programm bis heute treu geblieben bin, tat ich nicht mehr.

Mein Körper regulierte sich schlicht und ergreifend von selbst. Der unnötige, alte Ballast wurde so lange abgestoßen, bis der Zustand des „Normalen" wieder erreicht war. Ein natürlicher Heilprozess! Und zwar im höchsten Tempo! Es war, als ob mein Körper darauf gewartet hätte …

Der Sport hat mich am Leben gehalten und mir die Kraft für viele meiner neuen Herausforderungen gegeben. Er hatte meiner Seele einen neuen Esprit eingehaucht.

Und mein Bewusstsein, dass mein Körper das wichtigste, wertvollste Kleidungsstück an mir ist, für den Rest meines Lebens gestärkt, mein Selbstwertgefühl rundum erneuert.

Sport ist Magie! „Probieren Sie es aus!“

PS: Der FC Schalke 04 verpflichtete mich dann ein Jahr später für die Saison 2013/2014.

Für diese Aufgabe war ich nun definitiv bereit! Drei Jahre lang blieb ich dort! Immerhin…

Die Übungsformen / Vorbereitung

Die Phase vor meinen Konfrontationsübungen verlief beinahe so wie mein früheres Vorbereitungsprogramm als Sportler auf die bevorstehende Saison. Eines vorweg: Mich überkam das Gefühl, dass es meine Hauptaufgabe war, den Dominoeffekt meiner angstauslösenden Symptome zu unterbrechen. Würde mir dies in einer von mir als sehr gefährlich empfundenen Situation gelingen, hätte dies positive Auswirkungen auf andere vergleichbare Situationen. Eine aus Leid geborene Grundlage könnte entstehen, die mir meine heiß ersehnte Selbstsicherheit zurückgeben würde. Frei nach dem Motto „Hey, du hast es überstanden. Dir ist nichts passiert!“, das in andere, bis dato untrainierte Situationen übertragen werden könnte. Mir ging es in erster Linie darum, das Stressempfinden und die Reizempfindlichkeit meiner Angstsymptome zu reduzieren. Ich wollte das Gefühl der Kontrolle zurückgewinnen. „Mal sehen, wo das hinführt", dachte ich mir. Aber der Reihe nach.

Als ehemaliger Fußballer konnte ich mich noch sehr gut daran erinnern, wie wichtig eine stetig steigende Belastung war, sie galt als das Fundament für eine erfolgreiche Saison. Ich musste mir demnach einen geeigneten Trainingsplan zusammenstellen, der mich optimal auf die Begegnung mit meinen Ängsten vorbereitete. Was konnte ich dafür tun? Theoretisches Wissen hatte ich ja mittlerweile genügend angehäuft. Wie die Angst funktionierte, wusste ich bislang aber nur theoretisch! Wie konnte ich meine Stärken einbringen, welche meiner Schwächen musste ich überwinden? Meine drei Vorhaben lauteten: Entspannungstraining, gesunde Ernährung und körperliche Fitness. Diese Trümpfe waren für mich das A und O. Ebenso meine bis dato angesammelten Erkenntnisse. Zwei wichtige Hinweise aus den Gesprächstherapien nahm ich mir besonders zu Herzen.

1.) Die Übungen sollten vom Leichten zum Schweren erfolgen.

2.) In der jeweiligen Schwierigkeitsstufe müssen die Übungen zunächst vollständig und sicher bewältigt werden, bevor zur nächstgrößeren Aufgabe gewechselt werden darf. Ich fand diese Vorgehensweise ideal, da ich mir mit jeder erklommenen Stufe den wichtigen Stolz für mein längst vergessenes Selbstbewusstsein zurückerobern konnte. Dazu eine kleine Vorgeschichte.

Zu meinen Glanzzeiten als Leistungssportler war ich es gewohnt, Wettkämpfe vor größerem Publikum auszutragen. Das war meine Welt, das war mein Adrenalinkick! Wie es der Verlauf meiner Erkrankung so wollte, musste ich, wie ich in Kapitel 1 bereits erwähnte, im Herbst meiner Laufbahn das Feld auf Grund einer Panikattacke räumen. Die letzten Spiele bestritt ich auf Amateurebene, da mein späterer „normaler“ Beruf immer mehr Zeit in Anspruch nahm. Meine Panikattacke traf mich also bei einem „Gurken-Spiel“, dem nicht mehr als 50 Zuschauer ihr Interesse zollten. So weit, so gut, ich beendete meine aktive Laufbahn. Den gravierenden Fehler meiner frühen Resignation spürte ich erst sehr viel später. Der wahre Gruseleffekt meiner Aufgabe holte mich aber schon früher ein. Ein Gedanke ließ sich dabei kaum verdrängen: „Stelle dir mal vor, das wäre dir früher passiert, vor Tausenden von Menschen.“ Wie ein Blitz traf er mich an meiner empfindlichsten Stelle. An meine alten Glücksgefühle konnte ich mich nicht mehr erinnern, geschweige denn sie spüren. Nein, sie wurden durch mein schmerzendes Angstsymptom widerspruchslos ersetzt. Ich sah mich nicht mehr „im früheren Rausch des Erfolges“, sondern nur noch in meiner panischen Verzweiflung, in der ich vom Spielfeld weglief. Die kombinierte Vorstellung von Panik und Kulisse hatte für mich seitdem verheerende Auswirkungen. Die Angst impfte mir diese Vorstellung sogar dann ein, wenn ich beispielsweise nur im Bett lag. Mein Körper war in Aufruhr, als ob ich auf dem Feld stünde. Die Reaktionskette war immer die gleiche: Wettkampf – Angstgefühl – starke, körperliche Symptome – ansteigende Unruhe – Panikgefühl/Panik – Flucht.

Dann machte ich meinen zweiten Fehler. Eine Wettkampfsituation vor Publikum war zum damaligen Zeitpunkt nicht mehr möglich, da ich meine Laufbahn ja beendet hatte. Zusätzlich versuchte ich, von da an alle Events dieser Art zu meiden, sei es in der Realität oder im Fernsehen. Ich wollte nicht mehr an mein Schicksal erinnert werden, ich wollte meiner verzerrten Vorstellungskraft keinen Raum geben. Meine Angstzustände uferten allein bei der Vorstellung an ein (Fußball-Bundesliga) Stadion aus. Alle Verstärker meiner Angst trafen aufeinander: Größe, Höhe, Lautstärke und Menschenmassen. Mein damaliges Fluchtgefühl von „vor 50 Besuchern" jetzt vor 60.000, vor steilen Rängen, vor meiner extrem gefürchteten Angst vor Höhe? Ich sah mich, obwohl ich außen vor war, mittendrin, und wie ich auf dem Spielfeld umfiel! Eigentlich völliger Unsinn, aber meine mich schmerzende Version von Realität! Es zog mir den Boden unter meinen Füßen weg, zu den Stoßzeiten meiner Angstphasen kaum zu ertragen.

Nun, nach langen Jahren der Vermeidung, den ersten, wichtigen Erfolgen meiner Angstbewältigung in meinem Alltag, fühlte ich mich bereit. Mein größter Gegner bekam ein Gesicht: sehr groß, sehr hoch, extrem laut und Menschenmassen im XXL-Format. Wie Angst verstärkend Lautstärke sein kann, hätte ich zuvor nicht für möglich gehalten. Ich begann mit dem Training. Zwei Gegner galt es zu besiegen: zunächst die Höhenangst, dann die Angst vor Großveranstaltungen.

Ich begann, mich mit meiner Höhenangst zu konfrontieren, da sie zu einem selbstbewussten Bestandteil meiner Platzangst geworden war.

Ihre ausschweifenden Züge entwickelten sich enorm. Am Ende löste nicht nur der Blick von oben nach unten, also beispielsweise wenn ich auf einem Balkon stand und nach unten blickte, sondern auch der Blick von unten nach oben, zum Beispiel wenn ich auf die Spitze eines Schornsteins blickte, das Angstgefühl in mir aus, herunterzufallen. Bei schlechterer körperlicher Verfassung reichte allein der Gedanke an diese Situation. Mein zweiter Therapeut entlarvte mich allein durch folgende Aussage: „Stellen

Sie sich vor, Sie stehen auf der Aussichtsplattform des Kölner Doms. Sie stehen, ohne sich festzuhalten, direkt an der schützenden Umzäunung und schauen nach unten." Ich merkte, wie ich so langsam auf meinem Sessel herumzurutschen begann. Er fuhr fort: „Und plötzlich merken Sie, dass die schützende Umzäunung nicht mehr da ist!" Rums! Ich zuckte wie vom Blitz getroffen zusammen und brauchte einige Zeit, um mich zu beruhigen. Lächelnd sagte er, sich dem Ausmaß meiner Verunsicherung bewusst: „Okay, ich verstehe!" Was konnte ich tun?

Ich machte mich, dem Vorhaben „vom Kleinen zum Großen" entsprechend, in meinem Wohnumfeld auf den Weg. Immer dabei hatte ich meinen MP3-Player mit stimulierender Musik. „Der Jäger wird zum Gejagten", machte ich mir Mut und war fest entschlossen, meiner Angst die Stirn zu bieten. Entschlossen begab ich mich auf die Suche nach geeigneten Übungsobjekten. Ich begann damit, meinen Blick an Baumwipfel zu heften, heftete ihn an immer höhere Häuser und nahm schließlich die hochgeschossenen Schornsteine meiner Umgebung ins Visier. Ich stellte mich direkt davor und schaute hoch. Tagein, tagaus, 4 Wochen lang. Die Übungen der ersten Tage fielen mir noch schwer und nicht selten brachten der Schwindel und die Hubschrauber in meinem Bauch meinen Angstapparat in Bewegung. Aber ich blieb hartnäckig und zäh, ich wollte mein Ziel erreichen. Nach der ersten Woche wurde es deutlich besser. „Komm, noch 5, noch 10, ..., noch 30 Sekunden", so zwang ich mich zu stetigen Verbesserungen. Die Intervalle des Hinaufschauens wurden immer länger, immer erträglicher und ein Rekord jagte den nächsten. Es war anstrengend und beeindruckend zu gleich. Am Ende gelang es mir, an einem 100 m hohen Schornstein hochzuschauen, ohne dass mich mein Angstablauf überwältigen konnte. Ich hatte mich umgepolt und war ungemein glücklich und stolz darauf. Ich fühlte mich, als sei ich wiedergeboren, auch, weil ich mir ein Stück Eigenständigkeit zurückerkämpft hatte. Dinge, die mir knapp einen Monat zuvor noch als unmöglich erschienen, bestand ich nun mit einer mir unbekannten Bravour.

Es folgte die Phase, in der ich das Herunterschauen übte, ganz nach dem bewährten Schema. Ich begann mit den umliegenden Brücken über den kleineren Flüssen, dann mit denen über größere Flüsse, bis ich es schließlich wagte, mich auf eine 20 m hohe Rheinbrücke zu begeben. 5, 10, ..., 30 Sekunden. Auch hier schaffte ich es, vom Rand der Brücke immer weiter in die Mitte wandernd, die Länge der Intervalle stetig zu erhöhen. Das zu Beginn beängstigende, mulmige Gefühl hielt ich aus, indem ich mich am Geländer festkrallte und so sicherte. Ja, sicherte, denn der Abgrund war in dieser Phase jederzeit greifbar und spürbar! Ich entwickelte fast fanatische Züge. Musste ich eine Übung wegen negativer Gedanken „Jetzt fällst du!" und zu großer Anspannung abbrechen, stand ich, nachdem ich mich kurz erholt und richtig geatmet hatte („Das lernt man mit der Zeit, glaubt mir!"), wieder am Geländer. Menschen, die in ihren Autos vorbeifuhren und mich an der Brücke haben stehen sehen, müssen vermutlich mit dem Kopf geschüttelt haben. Mir war das aber völlig egal. „Es geht hier nur um mich!" Machte ich mich auf den Heimweg, genoss ich den Erfolg meiner Überwindung, den Ertrag meiner schweißtreibenden Arbeit. Doch während der Übungen bemerkte ich den Einfluss negativer Gedanken, die das Prozedere immer wieder erschwerten. Sie waren es, die mir weiche Knie bescherten, sie waren es, die den Puls rasant erhöhten, ja, sie waren störender als die Höhe der Brücke selbst. Demnach hatte ich die Pflicht, mich ausschließlich auf die Umgebung zu konzentrieren.

Leichter gesagt als getan! Denn der richtige Gedankeneinsatz hatte einen enormen Einfluss auf den Erfolg meiner Konfrontationen. Zu Beginn war es wie der lange Ballwechsel eines Tennismatches: Negativ beeinflusste Gedanken („Jetzt fällst du!") duellierten sich schier endlos im offenen Schlagabtausch mit meinen realen Versuchen („Das ist eine tolle Aussicht!"), eine Erfahrung, die später noch einmal sehr wichtig sein sollte.

So oder so, es waren wegweisende Erfahrungen! Ich hatte es geschafft, mein Reizempfinden deutlich zu reduzieren, und ich hatte meine Höhenangst stark verringert. Ich habe meine Symptome ausgehalten und überlebt! Ich hatte mir ein großes Stück an Kontrolle zurückerobert! Na, wie fühlt sich das an, fragte ich gedanklich meine Angst, die mich ab heute wohl zum ersten Mal richtig ernst nahm. Mehr als ein Etappensieg wohl kaum, aber ein Sieg! Meine Musik im MP3-Player, die mich motivieren sollte, hörte ich beim Üben nie. Mein Leitsatz „Ich brauche keine Hilfsmittel und will sie auch nicht!" war und bleibt mein Credo. Hoch liegende Aussichtsplateaus wie das des Kölner Doms, damit wir uns richtig verstehen, flößen mir noch heute Respekt ein. Bungeejumping werde ich in meinem Leben wohl nicht mehr machen. Muss ich aber auch nicht! Die Normalität galt es wiederherzustellen. Dies ist mir auch gelungen, nur darum ging es. Seit dieser Zeit ging ich wieder anders durch mein Leben. Ich hatte der Angst ihre Stärke genommen! Was glauben Sie, was das für ein Befreiungsschlag war! Für die Angst hatte dies Konsequenzen. Das von ihr mir auferlegte und sich in meinem Kopfkino abspielende Programm verlor an Wirkung! Ich fühlte wieder den Schlag des „normalen" Lebens, nicht mehr den verzerrten Befehlston meiner aufgetragenen Fiktionen. All dies löste eine Art Initialzündung in mir aus. Meine neu gewonnene Sicherheit übertrug sich auch auf meinen Alltag. Zu hell, zu laut, zu eng, zu stressig? All das ängstigte mich nicht mehr, da ich den Dominoeffekt meiner Symptomkette gestoppt hatte. Ich zwang mich beinahe zum Bleiben, da ich wusste, die Schmerzen gehen vorbei, ich halte das aus, mir passiert nichts! Mein Alltag bekam seine Farben zurück und ich fühlte mich bereit für den letzten Schritt, den schweren Gang in die Massenphobie, denn dieser war ja notwendig für die Umsetzung meiner ehrgeizigen Ziele in meinem Job als Torwarttrainer. Aber dieser Schritt war auch deshalb wichtig, um mein verletztes sportliches Ego wiederherzustellen, meine Erinnerungen zurückzuholen. Ich fühlte jedoch grundsätzlich die Notwendigkeit, diese Angst auszumerzen. Dass sie fähig war, von mir vollständig Besitz zu ergreifen, hatte ich schon einmal erlebt. Einmal zu viel!

... doch um sie ausmerzen zu können, dazu gehörte noch eine Menge mehr!

Mein Weg von der Kreisliga A bis hin zur Fußballbundesliga war ein großer Kraftakt. Verglichen mit dem, was mir bald bevorstand, aber leicht.

Meine Eigeninitiative, meine Nehmerqualitäten waren von nun gefragt wie nie zuvor...

Neue Gedanken brauchen Zeit

Mir war nun klar, dass der positive Gedanke, gerade wenn ich mit Massenveranstaltungen konfrontiert werden würde, unverzichtbar war. Heute weiß ich, dass meine Gedanken und Wertungen meinen gesamten Lebensrhythmus, meine gesamte Lebensqualität bestimmen. Einzelne Situationen spielen dabei eine fast nur untergeordnete Rolle. Auch die Aussagekraft dieser Einschätzung hätte ich früher sicherlich nicht verstanden: „Du kannst unglücklich aus einem Porsche aussteigen, aber glücklich aus einem alten VW Käfer fallen." Dale Carnegie zitierte in seinem Buch „Sorge Dich nicht – lebe!" Mark Aurel, Kaiser Roms und Philosoph: „Unser Leben ist das Produkt unserer Gedanken."[10] Noch treffender kann man es wohl kaum ausdrücken. Was für „Ottonormalverbraucher", den Schwarzseher und den Berufspessimisten unserer Gesellschaft gelten sollte, galt für mich damals umso mehr. Meine gemachten Erfahrungen zeigen mir heute, dass es nicht ausreicht, sich nur mit seinen Angstsituationen zu konfrontieren. Meine Ängste, insbesondere meine größten, sind vor allem durch irrationales, falsches Denken entstanden. Wie eine Geschwulst hatten sie sich durch ihre penetrante Häufigkeit fast schon chronisch in mir eingelebt. Sie wurden zu einem festen Bestandteil meiner Persönlichkeit und verdrehten meine Realität. Einbildung und Fantasie hatten die Wirklichkeit ersetzt. Teuflisch daran war, dass sie sich nicht nur in mir festsetzten, sondern meine gesamten körperlichen Empfindungen nach ihrer Pfeife tanzen ließen. Der einst selbstbewusste und lebensfrohe Mensch, der ich war, wurde zu einer von Angst und Zweifel angetriebenen Schachfigur, deren Züge von da an fremdgesteuert

---

[10] (Carnegie, 2010, S. 147)

waren. Daher war es nicht verwunderlich, dass manche Menschen feststellten: „Was ist denn dir passiert? Du bist ja nicht mehr wiederzuerkennen!"

Wen wundert es, dachte ich mir, ohne darauf zu reagieren. In meiner Wehrlosigkeit ließ ich die Angst wuchern, in meiner zu späten Erkenntnis ließ ich sie in den innersten Gefilden meiner Seele in Ruhe hausen. Sie fühlte sich wohl, sie hatte ihren Platz gefunden, sie würde von selbst nie mehr weggehen.

Sicherlich können Sie sich vorstellen, dass es enorm schwierig und zeitaufwändig war, diesen Parasiten durch wirksame Gegenwehr wieder loszuwerden. Es stand mir ein Kampf bevor, der vor allem penetrantes Stehvermögen erforderte. Mein erster Therapeut sagte mir immer: „Falls Sie Ihre Gedanken einholen, klatschen Sie laut in die Hände und denken Sie: Stopp! Sie müssen den Gedankenkreis unterbrechen." Mein zweiter Therapeut fügte hinzu: „Ein Stopp allein reicht nicht aus, da Sie immer an etwas denken. Sie müssen einen hilfreichen Ersatzgedanken finden!" Er hatte Recht. Ich musste lernen, auftretenden Störgedanken bewusst und direkt zu begegnen. Die neuen Gedanken musste ich für mich aber stets wiederholen, und zwar stündlich! Quatsch, besser im Minutentakt! Ja, ich musste lernen, sie neu zu fühlen! Ich wandte diese Strategie auch bei meiner Platzangst an. Meine Aufgabe bestand also darin, meine angstauslösenden Gedanken herauszufiltern, sie bloßzustellen und letztendlich aufzuschreiben. Ihren Sinn zu hinterfragen brachte bei mir nichts, da sie es trotz all ihrer Sinnlosigkeit schafften, mich völlig zu kontrollieren. Danach galt es, wirksame Ersatzgedanken zu formulieren, die die Aufgabe des wogenglättenden Gegenparts übernehmen sollten. Da meine Ängste, gerade in Stresssituationen, wie auf

Knopfdruck parat standen, mussten die Ersatzgedanken laut Therapeut „kurz, aber prägnant“ sein. Kurze, prägnante Begriffe, die automatisch mit schönen, glücklichen Erlebnissen verbunden werden konnten.

Beispiel: Eines meiner besten Spiele machte ich beim zweiten Bundesligaspiel 1999 in Freiburg, an das ich mich auch heute noch bestens erinnern kann. Eine fehlerfreie Partie, ein gehaltener Elfmeter, die Handschuhe nach Schlusspfiff in den meinen Namen rufenden Fanblock geschmissen, ein ZDF Interview, und, und und ... Mehrere Kindheitsträume gingen an diesem Tag in Erfüllung! Der Therapeut war überzeugt davon, dass, allein wenn ich mir immer wieder den Namen „Freiburg“ ins Bewusstsein rufen würde, ich dadurch mittelfristig Erfolge erzielen würde. Er hatte Recht, es funktionierte, trotz aller Anfangsschwierigkeiten. Es half mir, meine sportlich vergessene Zeit neu abzurufen, den Grad meiner gegenwärtigen Wahrheitsverdrehung zu verringern. Aber es war schweißtreibend. Alte und neue Gedankengänge duellierten sich ununterbrochen und es war enorm anstrengend, diesen Vorgang dauerhaft auszuhalten. Ich hatte aber keine andere Wahl und wusste, dass es für den Ernstfall dringend erforderlich war. Der sprichwörtliche „Schalter“ lässt sich in Stresssituationen selten umlegen, schon gar nicht hier, bläute ich mir unermüdlich ein. „Wann würden sich die neuen Gefühle endlich einstellen?“, fragte ich mich zweifelnd nach ein paar Wochen. Bei meiner traumatischen Angst vor Menschenmassen, das kann ich schon einmal vorwegnehmen, gelang dies erst, nachdem ich mich mit ihnen bewusst konfrontierte. Diese real erlebten Erfolgserlebnisse waren hauptverantwortlich dafür, dass meine

Gefühlswelt gänzlich restauriert wurde. Ich brauchte einen Nachweis dafür, der aus dem praktischen Leben stammte. Ohne meine neu definierten Denkanstöße hätte ich es aber nicht bis dahin geschafft. Dafür waren die Kräfte, auf die ich traf, einfach zu groß. Grundsätzlich brauchte alles Zeit. Wer jahrelang negativ denkt, kann nicht erwarten, dass es schon nach ein paar Wochen wieder aufwärts geht. Dafür lagen die Wurzeln meiner alten Strukturen viel zu tief. Dennoch, die Kombination aus Konfrontation und neuen Gedankenbildern brachte mir den erhofften Durchbruch.

Vorweg möchte ich Ihnen noch einige Beispiele meiner Gedankenduelle vorstellen.

Alte, negative Gedankengänge:	Neue, positive Gedankengänge:
„Du bist ein Verlierer, du kannst noch nicht mal mehr vor 50 Zuschauern bestehen!“	Kernbegriff: „*Freiburg*!“
„Jetzt fällst du von der Brücke!“	„Die Aussicht von hier oben ist klasse!“ (Kernbegriff: „*Klasse Aussicht*!)“
„Wenn du auf der Tribüne sitzt, siehst du dich, wie du auf dem Spielfeld wieder umfällst! Du wirst das nicht aushalten können!“	„Ich brauche mir nichts mehr zu beweisen. Ich sehe und beobachte das Spiel nun aus Trainersicht!“ (Kernbegriffe: „*Beweis & Blickwinkel*!“)

„Was hat die Erkrankung nur aus dir gemacht? Du bist zu weniger im Stande als ein 10-Jähriger!“	Kernbegriffe: *„Entwicklung – Fortschritt – Zukunft!“* (Erinnerung für den Weg meiner Fortschritte & Ziele)

2008…

Der eingeschlagene Weg war gut. Ich hatte die richtigen Weichen gestellt. Das für mich so tragische Dortmund-Spiel hatte aber tiefe Wunden gerissen. Wunden, die durch den fortlaufenden Spielbetrieb, der mich permanent an mein Schicksal erinnerte, nur sehr mühsam heilen konnten. Aber da musste ich verdammt nochmal durch.

Denn „weglaufen“ war strengstens verboten!

Ein richtiger Gedankeneinsatz musste in die Bresche springen. Meine Aufgabe bestand nun darin, mir geeignete Gedankenstützen zu erarbeiten, die ich in erster Linie außerhalb des Fußballfeldes üben musste. Nicht so einfach, denn ich musste mich zähneknirschend mit einem wirklich unfairen Kräfteverhältnis arrangieren. Das katastrophale Ausmaß des „Dortmund-Spieles“ ging mir mehrere Wochen lang nicht mehr aus dem Schädel und setzte sich in meinem Unterbewusstsein fest. Meine panischen Gefühle während des Aufwärmprogrammes und der Spielbeobachtung drückten mir mit jedem weiteren Spieltag wie selbstverständlich die Kehle zu!

Die „Angst vor dem Nochmal!“ beherrschte meinen Alltag und kam erschwerend hinzu! Ein gelesener Artikel im Sportteil einer

Tageszeitung reichte aus, um mein quälendes Kopfkino in Gang zu setzen. Wirkliche Ruhe fand ich nur dann, wenn ich meine Torhüter auf dem Trainingsfeld trainierte. Dann war ich in einer anderen, in einer besseren, in einer neuen Welt! Hier hatte die Angst keinen Zutritt! Hatte ich hingegen zu viel Zeit zum Nachdenken, zum Grübeln, dann wurde es finster.

Ich musste etwas tun, denn je mehr Zeit ich verstreichen ließ, umso schwieriger würde der Schritt in die Normalität werden.

Meine Gedankenstrategie „Schaue nur auf deinen Keeper“ (Stichwort „Keeper“), „denke nur an den nächsten zu schießenden Ball“ („Ball“) und „verbessere dich in deiner neuen Rolle“ („neue Rolle“) wurden für mich zum täglich einzubläuenden Gesetz. Hart erarbeitete, eingeimpfte Kopfarbeit musste sich gegen einen verselbstständigten Gedankenteufel verzweifelt zur Wehr setzen. Eine Sisyphos-Aufgabe! Das können Sie mir glauben!

Dieser Kraftakt zahlte sich aber aus und war für mich das lebensrettende A & O! Die Gedankenstrategie zahlte sich aus, sie allein reichte aber bei Weitem nicht aus. Der Fluch von Theorie und Praxis…

Mein mulmiges Gefühl sollte mich nicht täuschen und mir wurde klar, dass der letzte, entscheidende Schritt bald folgen musste. Die Eskalation musste sein, obwohl ich mich so vor ihr fürchtete: „Verdammt, der Gang in die großen Stadien ist unvermeidbar.“

Eine quälende Perspektive.

Der es sich aber zu stellen galt. Denn was sein muss, muss halt sein!!

Mut und Konfrontation

„Das kannst du doch gar nicht beurteilen! Das hast du doch noch nie erlebt." Diese Art von Vorwürfen ist sicherlich jedem von uns bekannt. Ich empfand diesen Vorwurf nach den Erlebnissen mit meinen Konfrontationen. Dazu stehe ich noch heute! Es waren die für mich extremsten Erfahrungen, die ich in meinem Leben bis dahin machen musste.

Konfrontation bedeutete für mich die Begegnung mit den eigenen Abgründen, mit dem absolut „wundesten" Punkt meines Menschseins. Ein ungleiches Kräftemessen? Auf jeden Fall! Doch eigentlich war es das geballte Aufeinandertreffen von Gegensätzen. Gegensätze ziehen sich an? Vergessen Sie es! Der größten Gefahr muss begegnet werden, um die Chance einer Genesung nicht zu verspielen. Die Antilope muss zum Löwen? Ja, so was in der Art, es kam mir jedenfalls so vor. Grundsätzlich kaum zumutbar, aber dennoch notwendig! Der Körper schreit, warnt, winselt: „Gib endlich auf!" Und doch muss es sein, entgegen aller zuvor bekannten Regeln. Diese Kräfte kann man erst dann beurteilen, wenn man sie selbst erlebt hat. Es war, als ob Wetterfronten in meinem Körper aufeinandertrafen und in ihm explodierten. Meine Ablehnung und Furcht waren in die größte Gefahr zu jagen. Ein Urknall, als ich es erleben musste, eine Pflicht, die ich für ein besseres Leben zu akzeptieren hatte. Unglaublich: Alle Lehren meines bisherigen Lebens waren ausgelöscht. „Vermeide die Gefahr, sei vernünftig!" – Alles Makulatur, seitdem regierte der Wahnsinn! Der Sprung in den Schmerz als erhoffte Rettung? Was für eine grausame Krankheit.

Ich frage Sie ernsthaft: „Ist die vermittelte Selbstverständlichkeit vieler wissenschaftlich erwiesener Ratschläge nicht ein bisschen zu wenig?“ Entschuldigung, aber wer betont denn den notwendigen Mut, wer lehrt den wirksamen Einsatz von Mut?“ Dafür war ich selbst verantwortlich. Ich weiß, wovon ich spreche, ich weiß, dass der hier erforderliche Mut mit dem des normalen Lebens nichts gemeinsam hat. Mut bekommt hier eine völlig neue Dimension. Mut bedeutet hier, Leid zu erfahren, nein, das Leid gezielt zu suchen! *„Der Magen zieht sich zusammen. Jeder weitere Schreckmoment steigert die Schärfe der einschlagenden Blitze um ein Weiteres. Die enorme Hilflosigkeit lässt mich jeden erneuten Reizeinfluss noch genauer überprüfen. Das stetig intensiver werdende Kribbeln in den Adern droht mir mit meinem vorzeitigen Ende. Alles um mich herum wird unwirklich. Der Kloß im Hals mutiert zu einer fest zugeschnürten Schlinge, die meine Kehle zu erdrücken scheint. Eigentlich muss ich hier weg, aber ich darf nicht!“* Nur ein Auszug, nicht mehr, nicht weniger! Den Glauben „Es wird schon nichts passieren!“ konnte ich in diesen Momenten nicht nachempfinden. Ohne meine zuvor gesammelten Erkenntnisse hätte ich mich wohl niemals darauf eingelassen.

Ich wünsche mir ein wenig mehr Respekt, vor allen von denen, die einen psychisch erkrankten Menschen ohne Wissen verurteilen. Diese Menschen wissen definitiv nicht, wovon sie sprechen!

MUT, DARUM GEHT ES! Alle meine bis dato bewältigten Herausforderungen, sei es im Sport oder während meiner Erkrankung, verloren ihre einst empfundene Schwierigkeit. Verglichen mit dem, was ich nun erlebte, waren sie einfach nur belanglos! Die Konfrontationen mit den Spitzen der Angst waren eine Zerreißprobe, die ich mir in diesem drastischen Ausmaß niemals hätte vorstellen können.

Meinen Kampf gegen die Phobie vor Großveranstaltungen begann ich nach meinem bewährten Schema, also vom Leichteren zum Schweren. Der Besuch eines Fußballbundesligastadions war zu Beginn nicht vorstellbar. Es wird ein brutal schwerer Weg, darüber war ich mir bewusst. Tausende von Malen lief mein zerstörerischer Film „Wie ich auf dem Spielfeld umfiel" vor meinen Augen ab. „Tausendmal falsch gedacht steht demnach in keinem Verhältnis zu der wesentlich geringeren Anzahl an möglichen Stadionbesuchen", machte ich mir berechtigte Sorgen. Meine Ausgangsposition war schlecht. Ein bis zwei Termine pro Monat standen meinem negativ überfütterten Kopfsalat gegenüber. „Das wird heftig knallen!", überkam mich ein Schuss von Sarkasmus. Aber ich musste mich damit arrangieren, ich musste einen Lösungsweg finden.

Der sah dann so aus:

1.) intensives Mentaltraining mit neuen Gedankenbildern,

2.) strategische Vorgehensweise in der Konfrontationsplanung,

3.) letztendlich der Einsatz meines gesamten Mutes, meines gesamten Herzblutes.

Ich fing an, mir Merksätze/Leitregeln aufzuschreiben, die mir ein besseres Gefühl ermöglichen sollten. Sich diese täglich permanent einzuimpfen war dabei genauso entscheidend, wie sie durch positive Fantasievorstellungen zu verstärken. Ich versuchte mir vorzustellen, wie ich mich mit Hilfe meiner Regeln vor Ort verhalten würde. Bilder, die mich ausschließlich gewinnen ließen. Einige Beispiele:

1.) Befriedigung meines Egos: *„Du hast früher selbst dort unten gestanden. Diese Zeit ist aber vorbei. Belass es dabei."*

Merkbegriff: -EGO-

2.) Notwendiger Abstand: *„Du brauchst dir das heute nicht mehr zu beweisen. Du hast mehr als genug erlebt."*

Merkbegriff: -ABSTAND-

3.) Mein momentaner Fokus: *„Du willst gesund werden. Alles andere ist nebensächlich*!"

Merkbegriff: -GESUNDHEIT-

4.) Sei neutral und bleibe in der Realität: *„Du versuchst dich auf das zu konzentrieren, was du siehst, und nicht auf das, was du denkst."*

Merkbegriff: -JETZT-

5.) Neue Aufgabe: *„Beobachte das Spiel. Darauf kommt es nun an*. Nur darauf!"

Merkbegriff: -Neu-

Anschließend galt es, meine Merkbegriffe mit Fantasie zu füllen. Ich sah mich selbstbewusst (Ego), als neutralen Beobachter (Abstand) oder auch analysierend, mitschreibend auf der Tribüne sitzend (NEU). Diese Übungen musste ich im Vorfeld intensiv trainieren, um sie im Ernstfall auch wirksam anwenden zu können. Ich las mir die dazugehörigen Leitsätze am Tag zigmal durch und versuchte – insbesondere abends, Ruhe war enorm wichtig – meine Fantasie dementsprechend zu steuern. Der im Stressmoment zu verwendende Gedankenplan war: EGO – ABSTAND –

GESUNDHEIT – JETZT – NEU. Damit hatte ich mein Gedankenrüstzeug entwickelt. Reichte dieses aus? Die Praxis wird es zeigen!

Nun galt es, die nächsten Schritte zu gehen.

Es folgte meine Konfrontationsplanung. Der Weg war klar: vom Leichten zum Schweren, vom Leisen zum Lauten, vom Kleinen zum Großen und so weiter. Der Plan sah so aus: 1.) kleine Plätze (50 bis 100 Zuschauer), 2.) höherklassige Plätze (500 bis 1.500 Zuschauer), 3.) 2.- & 3.-Ligaspiele (3.000 bis 10.000 Zuschauer / die hatte ich ja bei Rot Weiss Essen ...), 4.) Spiele in Bundesligastadien mit wenigen Besuchern (2. & 3. Liga mit bis zu 15.000 Zuschauern), 5.) gut besuchte Bundesligastadien (bis 35.000 Zuschauer), 6.) ausverkaufte Arenen (50.000 bis 80.000 Zuschauer). Bei den Spielen mit den wenigsten Zuschauern stellte sich schon nach dem dritten Spiel innere Ruhe ein. Mein Mix aus Gedanken und Mut sorgte schnell, aber auch wie erwartet für erste Erfolge. Großen Anteil daran hatte meine zuvor bewältigte Höhenangst, in der ich meine Reizschwellen erfolgreich abgestumpft hatte; und natürlich die wöchentliche Prüfung bei Rot Weiss Essen. Ganz anders wurde es an dem Tag, als ich zum ersten Mal ein Bundesligastadion betrat. *Mein letzter Besuch eines Bundesligastadions lag auf Grund meines Krankheitsverlaufes mittlerweile knapp 10 zurück. Damals stand ich bei Werder Bremen vor 40.000 Zuschauern noch selbst auf dem Rasen. Angst? Nein, nur Respekt, und den hatte ich damals nur vor Freistößen eines gewissen Andy Herzog.* Was für ein Abstieg!

Wo war ich stehen geblieben? Ach ja, im grausamen Jetzt von 2008.

Ein Spiel der 3. Bundesliga (bei Fortuna Düsseldorf) fand in einer insgesamt 50.000 Zuschauer fassenden, modernen Arena statt, das aber nur 10.000 Zuschauer zu interessieren schien. Für mich mehr als genug!, dachte ich mir damals. Die Arena war gigantisch: riesig groß, steil und auf Grund der Dachstruktur hallend laut. Um es auf den Punkt zu bringen: Für mich war dieses Stadion gigantisch und beängstigend zugleich.

Allein die Fahrt dorthin und der erste Blick zum Stadion brachten meine innere Anspannung auf Betriebstemperatur. Der knapp 800 m lange Gehweg zum Stadion, bei dem ich meinen Blick nicht von diesem imposant erscheinenden Klotz abwenden konnte, erweckte meine alte Angststruktur zu neuem Leben. Unruhe breitete sich aus. Meine Knie wurden weicher und mein Magen reagierte mit dem typischen Ziehen, das nicht aufhören wollte. Am Eingangsbereich angekommen, war das laute Hämmern meines Herzens nicht mehr zu überhören. („Stell dir vor, hier müsstest du heute auflaufen!") Die Angst sendete ihren ersten Pfeil. Ich versuchte, meine Merkbegriffe dagegenzustellen, jedoch ohne die ansteigende Unruhe dadurch bändigen zu können. Ich ging durch den mit Trink- und Essständen ausgestatteten Innenbereich weiter in Richtung Eingang der Tribüne. Nachdem ich dort angekommen war, kontrollierte der Ordner mein Ticket und wünschte mir viel Spaß! „Wenn der wüsste!", dachte ich lakonisch und antwortete artig: „Vielen Dank!" Viel Spaß. Mir kam es vielmehr wie der Eingang zur Hölle vor. Ein paar Schritte noch, dann stand ich da. Ich schaute auf das weite Rund und mir blieb fast die Spucke weg, mein Magen schrie auf. Es war, als ob jemand meinen Körper zur Sprengung freigegeben hätte. „Wow!", kam es aus mir heraus und es fühlte sich nicht echt an. Ich sah aufs Spielfeld und mein Gedankenkino, FSK ab 18, lief sofort auf Hochtouren. Es ging in Sekundenschnelle. Die Angst überrumpelte mich und sendete sämtliche Negativboten an mein Bewusstsein. Sofort stand ich gedanklich auf dem Rasen: „Da unten würdest du es keine 5 Sekunden aushalten. Es würde dich zerreißen. Du würdest umfallen. Wegrennen ausgeschlossen. Und alle schauen dir zu!“ Ich konnte dieses Gedankenszenario eins zu eins nachempfinden, da ich es ja schon erlebt hatte, nur mit dem starken Unterschied, dass es in dieser Umgebung noch deutlich drastischer sein müsste. Ich stand auf der Tribüne, fühlte mich aber dennoch so, als wäre ich auf dem Rasen. Der Schreck schlug mir in die Magengrube. Die Panik schoss mir bis in die Haarspitzen und meine helfenden Ersatzgedanken waren chancenlos! „Ich muss hier schnellstens raus!“, vorbei am überraschten „Viel Spaß“-Ordner, schnurstracks und im höchsten Tempo in Richtung Ausgang. Ich musste meinen Blick vom Stadion abwenden, um mich wieder zu beruhigen. Ich brauchte gute 10 Minuten, bis ich wieder annähernd bei Kräften war.

Mein Kämpferherz signalisierte mir: „Geh wieder rein. Du musst weitermachen. Bleib hartnäckig!“ Dieser „Rein-Raus“-Prozess wiederholte sich an diesem Abend bestimmt zehn Mal. Besonders anfällig war ich für den Geräuschpegel im Stadion. Das Aufschreien, das Pfeifen oder der Jubelorkan der Zuschauer versetzten mein angespanntes Nervenkostüm in einen Ausnahmezustand. Es kam nicht selten vor, dass ich mich dann am Tribünengeländer festkrallen musste, um nicht die Balance zu verlieren. Diese Schreckmomente waren wie schwer verletzende Bauchschüsse, deren Wucht ich nur für kurze Zeit aushielt. Mein längster Aufenthalt im Stadion dauerte damals circa 5 Minuten, der kürzeste 10 Sekunden. Meine Gedankenstützen „Ego“, „Abstand“ oder „Jetzt“ hatten an diesem Abend keine Chance. Das Spiel zu verfolgen, einfach neutral zu bleiben, alles unmöglich. An diesem

Abend ging es einzig und allein um das Motto: „Machen und Bleiben!“. Letztendlich ging es ums reine Überleben!

Der Schweiß stand mir auf der Stirn, als ich den erlösenden Abpfiff des Spieles hörte. Ich blieb ein wenig stehen und ließ das Erlebte noch einmal auf mich wirken. Die meisten Zuschauer begannen, das Stadion zu verlassen, und die Spieler der heimischen Mannschaft feierten ihren Erfolg mit den Anhängern aus dem Fanblock. Wehmütig sah ich diesem Treiben zu. „Mein Gott“, überkam es mich spontan, „bist du kaputt! Was soll nur werden?“ Trotzdem, und das verwundert mich noch heute, war ich auch erleichtert. Auf der nächtlichen Heimfahrt wurde mir so langsam klar: „Hey, ich lebe! Ich habe es gemacht.“ Und wie ich es gemacht hatte! Ich hatte gekämpft, gelitten, gezweifelt, aber ich hatte mich überwunden. Und noch viel wichtiger: Ich hatte es überstanden. Trotz all des Chaos‘ in mir, ich war stolz! Im Nachhinein weiß ich, wie wichtig dieses Gefühl damals war. Ich hatte meine Leistung und meinen Mut erkannt. Aller Anfang ist schwer und ich hatte ihn hinter mich gebracht. Ich war, so paradox es auch klingen mag, seit diesem Abend noch motivierter und konnte es kaum erwarten, es wieder zu tun.

Ich besuchte auch die folgenden drei Heimspiele. Der Schmerz der Konfrontation ließ von Spiel zu Spiel, von Minute zu Minute immer mehr nach. Beim 3. Spiel schaffte ich es, eine gesamte Halbzeit nonstop zu bleiben, ja sogar sie mir als Zuschauer anzusehen. Mein Stress- und Reizempfinden verringerte sich deutlich, so dass meine erarbeiteten Gedankenbilder endlich ihren Sinn bewiesen.

Mittlerweile war es mir möglich, man höre und staune, ein Spiel zu beobachten. Mit dem notwendigen Abstand, mit dem fokussierenden Jetzt-Gefühl, ja phasenweise sogar mit Spaß. Ich war auf dem besten Weg, meine Angst zu brechen. Ich setzte meinen Weg fort und begab mich in immer besser besuchte Spiele. Die Zeit dazwischen nutzte ich, um meine Fortschritte schriftlich festzuhalten. Ich zog einen klaren Schlussstrich zwischen meiner Zeit als Sportler und der Übungsphase, in der ich mich jetzt befand. Erfolge in der Konfrontation mit meinen Ängsten stufte ich sogar als größer ein als die früheren Highlights meiner Laufbahn. Es war ja auch die Wahrheit!! Für mein Selbstwertgefühl war das unverzichtbar. Kontraproduktive Gedanken wie „Was ist aus dir bloß geworden?“ oder „Was tust du dir hier an?“ ersetzte ich mit der selbstwertfördernden Merkkette „Entwicklung – Fortschritt – Zukunft“. Mir war bewusst, dass jegliche Art von Selbstkritik in dieser Phase fatal gewesen wäre. Meine Startposition ganz zu Anfang lag, wenn man sie auf einer Skala von 0 bis 100 einordnen müsste, weit unter Null. Befand ich mich beispielsweise nun auf 10, war es ein Erfolg! Ein Erfolg, den ich als solchen auch bewerten musste. Es war mein Schritt zurück ins Leben. RUMS!!

<u>Die ersten Wochen nach den Konfrontationen:</u>

Doch um diesen Erfolg überhaupt als einen Erfolg anzusehen, musste ich in der Folgezeit hart arbeiten. Ich übertreibe keineswegs, wenn ich meine Stimmungslage, gerade zu Beginn, von himmelhochjauchzend bis zu Tode getrübt beschreibe. Mir war auf Grund meiner zuvor gesammelten Erkenntnisse aber ebenso klar, dass der richtige Umgang mit dieser Zeitspanne den Verlauf meiner weiteren Genesung extrem beeinflussen würde. Hoffnung und Resignation breiteten sich im ungleichen

Wechselspiel aus: Hoffnung, die mir meinen Erfolg und seine Perspektiven vor Augen führte. Aber auch Resignation, die mir unwiderruflich verdeutlichte, wie tief ich in den Schlund meiner Ängste gefallen war. Ich versuchte mich zur Hoffnung zu zwingen! Glauben Sie mir, es fiel mir sehr schwer. Nicht, dass ich es nicht wollte. Nein, ganz im Gegenteil. Aber es war verdammt unfair. Denn mein automatisierter Gedankenteufel durfte, so oft er wollte, jederzeit auf mich eindreschen. Meine mit Hoffnung erfüllten Gedankengänge hingegen musste ich mir mit Disziplin und enormer Willensstärke einprägen. Man könnte es damit vergleichen, dass ich es mit der wütenden Wucht einer Sturmböe zu tun hatte, die das mühsam erbaute Kartenhaus viel zu leicht umstoßen konnte. Dem entgegenzuwirken, lag einzig und allein bei mir! Ich musste diesem ungleichen Kräfteverhältnis trotzen. Der in Überzahl angetretene „Ich-Töter" propagierte lautstark: „Das hältst du niemals durch. Es gibt für dich kein Zurück!" Er musste durch sein viel schwächeres Pendant: „Deine Fortschritte sind klasse!" ersetzt werden. Eine schweißtreibende Gedankentortur! Ich musste es irgendwie schaffen, meine negativen Gedankenselbstläufer zu überlisten. Ich begann, wie es mir mein Therapeut geraten hatte, meine Etappenerfolge aufzuschreiben. Detailliert und in chronologischer Reihenfolge. Jede Konfrontation hielt ich in einem Heft in Stichworten schriftlich fest, zum Beispiel so: „Am TT.MM.JJ. war ich in ... Die Zuschauerzahl betrug ... Ich konnte X Minuten das Geschehen verfolgen, meine Reizschwelle war ..." Den erlebten Fortschritt verglich ich zudem mit meinem ersten Konfrontationserlebnis, das ich auf der ersten Seite meines Heftes rot markiert hatte. Ich unterstrich den emotionalen und zeitlichen Fortschritt farblich und fett. Meine Erfolge waren nun ablesbar!

Sie waren real! Ja, es funktionierte. „Hey!“, schrie ich innerlich auf, „schaut euch das an! Was sagt ihr jetzt?“ Ich richtete meinen Kampfesschrei provokativ in Richtung Angst und deren Begleiter. Ich begann sogar, einen Schönredner übertreffend, zu übertreiben, da es von nun an nur noch eine Wahrheit für mich gab: die meiner unglaublichen Leistung, meines unaufhaltsamen Mutes! Mein Gedankentraining funktionierte. Und wie! Schon bald war ich davon überzeugt, dass ich meinen Weg erfolgreich beenden würde. Überzeugt? Was für ein Wort! Ein Wort, das ich lange nicht mehr gefühlt hatte. Jetzt war es endlich so weit. Meine so lang vermisste Selbstachtung kehrte zurück und meine inneren Blockaden schienen sich aufzulösen. Meine Präsenz wurde wieder mit „meinem Leben“ gefüllt. Es war eine Art von Inkarnation, die meinem verkrüppelten Ego neuen Halt gab. Ich fand den Weg zu mir zurück!

Mein Streifzug durch die Stadien ging weiter. Mindestens 20 Zweit- und Drittligaspiele hatte ich besucht, bis ich den mutigen Schritt in die ausverkauften Bundesligastadien wagte. Auch dort fielen mir die Besuche anfangs schwer, wenn auch nicht mehr so sehr wie bei meinem ersten Besuch. Die Prozedur aber war die gleiche: Mut – Aushalten – Rückschläge – Weitermachen – neue Gedanken – Geduld. Meine Hartnäckigkeit setzte sich schließlich durch.

Sehr bald schon konnte ich diese Spiele über die gesamte Spielzeit verfolgen. Sogar sitzend! Ich hatte mich so weit umgepolt, dass ich meine Anwesenheit größtenteils stressfrei verteidigen konnte. Ein Riesenerfolg! Meine neuen Gedanken griffen und es war jedes Mal eine Genugtuung, solche Momente gemeistert zu haben. Auch mein Spaß, sicherlich nicht vergleichbar mit dem der Fußballfans, kehrte zurück. Ich hatte gelernt, meine Ängste auszuhalten, ihnen die Kraft zu nehmen und meine neue/alte Identität weiter auszubauen. Mein Kopfkino, nein, das Programmkino meiner Angst, ist seitdem geschlossen. Mein neues Lebensgefühl vertreibt die alten Schatten der Vergangenheit immer entschlossener. Es ist, als sei mir ein zentnerschwerer Rucksack von der Seele genommen worden. Ein Rucksack, der mir so oft die Luft zum Atmen nahm.

Es wurden Energien freigesetzt, die es mir ermöglichten, längst vergessene Ziele wieder in Angriff zu nehmen. Die Angst schien besiegt und der Alltag glänzte mit längst vergessener Leichtigkeit. Der ausgehaltene Schmerz in der Spitze der Angst machte jegliche minderschwere Ängste geringer. Es war eine Art von Angstreife, vergleichbar mit der systematisch gewachsenen Routine eines Berufslebens. „Der Azubi wird zum Abteilungsleiter!", Sie wissen, was ich meine.

Dennoch muss ich weiter auf der Hut bleiben. Die Angst wartet nur darauf, zurückzukehren. Ich habe die Aufgabe, das verbrannte Feld ihrer Zerstörung zu säubern, ihr jegliche Hintertüren zu versperren. Es ist noch nicht vorbei!

Ab 2010…

⚽ *Und das tat ich…*

Mein Weg als Torwarttrainer war nun frei. Mit Vollgas und Attacke Richtung Zielgerade! Aber eine noch viel emotionalere Befreiung sollte mich bald berühren. Der Reihe nach…

Essen, Anfang 2010. Ich war wie befreit. Der ganze Ballast, der mit Leid gefüllte Rucksack auf meinem Rücken fielen endlich von mir ab. Gefühlt kam es mir wie eine Ewigkeit vor! Mein Fokus konnte sich nun erstmals auf das Wesentliche richten. Eine unglaubliche Perspektive! Vor ein paar Jahren war das noch unvorstellbar, denn was im Schmerz schon richtig gut zu werden schien, konnte von nun an mit ganzer Energie, mit freiem Kopf weiter vorangetrieben werden. Auf diesen Moment hatte ich lange gewartet. Gesagt, getan! Im Torwarttraining drehte ich mit größtem Eifer an den nächsten Stellschrauben meines Vorankommens. Und auch auf die Spiele konnte ich mich in den letzten beiden Spielzeiten bei Rot-Weiss Essen endlich freuen. Die Angst war weg, die Sucht nach dem nächsten Kick wieder da. Die tolle Kulisse beim Aufwärmen und bei der Spielbeobachtung konnten jetzt endlich aufgesaugt werden. Ich fühlt mich wie ausgewechselt und konnte das Adrenalin des nächsten Spieltages kaum abwarten. Das Torwarttraining wurde zu meinem Steckenpferd und die Lust – nein, vielmehr der Drang – zurück in den bezahlten Fußball zu wollen, wurde immer größer! Dieser Wunsch ging – nach dem unerwünschten Umweg MSV/Buchhaltung, über den ich bereits berichtet hatte – letztendlich auch in Erfüllung. Das Leben ist fair und hat ein Herz für Kämpfer! Gut zu wissen!! Der FC Schalke 04 verpflichtete mich für die Saison 2013/2014.

Aus heutiger Sicht war der damalige Umweg sogar extrem wichtig, denn die hohen Hürden jener Zeit halfen mir, wieder in Form zu kommen.

Den Sinn versteht man meistens erst im Nachhinein?

Diese Binsenweisheit kann ich heute unterschreiben.

So kam ich im Sommer 2013 zum FC Schalke 04. Geistig und körperlich fit. Topfit! Die drei folgenden Jahre waren aus rein sportlicher Sicht dann auch so, wie ich es mir vorgestellt hatte. Ich trainierte mit vollster Leidenschaft die Torhüter der U17 und U19 und brachte jeden meiner Keeper, ganz nach seinen Möglichkeiten, weiter nach vorne. Das Bild eines optimalen Torwarttrainings bekam MEIN Gesicht und ich war megastolz auf das Resultat, aber auch auf den mehr als steinigen Weg, den ich erfolgreich hinter mir gelassen hatte. Denn der war hart! Vieles in meinem Leben, Gutes sowie Schlechtes, bekam spürbaren Sinn. Einer meiner Keeper packte sogar den Sprung zu den S04 Profis und ich sah mir die Spiele live in der ausverkauften Veltins-Arena an. Zwar mitfiebernd, aber völlig entspannt.

Das war mein ganz persönlicher Karrieresprung! Meine stille, geheime, intime Genugtuung!

Zwei Ereignisse ragten in meiner Schalker Zeit heraus.

Die dunkle Vergangenheit? Die machte das Erreichte noch wertvoller, unterstrich den wahren Wert meiner Lebensleistung! Denn im Normalen und in der Erfolgsschiene kann jeder glänzen. Das ist keine Kunst. Aber am Boden liegend, mit mehreren Messerstichen im Rücken…

Das war mein Lohn, den nur ich in seiner Intensität so empfinden konnte:

Frühjahr 2015:

Ein 19-jähriger Torhüter bestreitet für die Profimannschaft des FC Schalke 04 ein UEFA Champions-League Heimspiel gegen das große Starensemble von Real Madrid, gegen die weltbesten Fuß-

ballspieler. Mehrfach bringt er die Superstars mit fantastischen Reflexen schier zur Verzweiflung. Der Name seines U19-Torwarttrainers, seinem Ausbilder in der Saison davor, heißt Thorsten Albustin. Dieser schaut sich das Spiel in der ausverkauften Veltins Arena live an, beobachtet seinen ehemaligen Schützling mit Argusaugen, mitfiebernd und ruhig zugleich. Er lässt den Ertrag der letzten Saison und seiner letzten Jahre genüsslich auf sich wirken. Er ist stolz auf seinen Jungen und auf sich selbst. Wenige Wochen später wird ein weiterer junger Keeper mit der Schalker U19 vor vielen Tausend Menschen im Endspiel der Junioren-Meisterschaft deutscher A-Jugend-Meister. Auch er ist im Verlauf der Halbfinal- und Finalspiele zum wichtigen Garant seiner Mannschaft gereift. Nach dem erlösenden Abpfiff ist der Jubel grenzenlos. Sein Torwarttrainer Thorsten Albustin rennt ausgelassen auf den Rasen und herzt seinen Keeper. Pure Freude, pures Adrenalin.

Noch Fragen? Nach drei Jahren war auf Schalke dann Schluss. Schalke ist Schalke. Es gab und gibt noch viel Wichtigeres, denn auch ganz „oben" kann manchmal „unten" sein ...!

Die meisten bemerken es nicht! Ihr Leben lang. Wie dem auch sei ...

Ich sehnte mich mal wieder nach einer neuen Herausforderung. Denn ich lebte!

Das Leben kann so schön sein ... Dank meiner Geschichte?

Meinen emotionalsten Sieg sollte ich im September 2013 feiern. Ich kehrte nach 9 Jahren, mit 39 Jahren, zurück ins Fußballtor. Diese Rechnung stand noch offen und konnte nun endlich beglichen werden. Ein unglaubliches Glücksgefühl. Ich fühlte mich wie neu geboren! Pikanterweise startete ich mein Torhüter-

Comeback gerade zu dem Zeitpunkt, als ich mein großes Ziel als Torwarttrainer mit dem Job auf Schalke erreicht hatte. Das war natürlich etwas stressig, nicht immer unproblematisch, rieb sich mit meinem Torwarttraining aber nicht. Was sollte ich auch tun? Wie sagt man so schön: „Sehnsucht ist unheilbar?“

Absolut richtig!!

Ja, der Weg zurück in den Kasten war für mich mehr als eine reine Herzensangelegenheit, und die „kommerzielle Vernunft“ musste dabei verdammt nochmal stillhalten. Die war völlig unwichtig, denn das schmerzende Ende meiner ersten Torhüterlaufbahn nagte noch immer an mir. Außerdem war ich topfit und die Lust, das Adrenalin des Torwartspieles wieder zu spüren, einfach riesengroß. Ein mehr als gesundes Zeichen, finden Sie nicht auch?

Meine sportliche Wiedergeburt sollte in der Kreisliga A und überwiegend auf Asche stattfinden. Kein Problem! Zurück zu den Wurzeln, genau mein Ding! Denn genau dort fing ich mit 18 Jahren als Greenhorn an! Die ersten Spiele verliefen noch etwas holprig, da meine Knochen für die Belastungen des Torwartspieles über die Jahre hinweg ein wenig eingerostet waren. Nicht schlimm, denn wo ein Wille ist, da ist auch ein Weg. Ich trainierte mir meine Schmerzen einfach weg, denn ich hatte ja schon weitaus schlimmeres aushalten müssen.

Und ich kam mit jedem weiteren Spiel immer besser in Fahrt. Zwar nicht mehr so „katzengewand“ wie mit Mitte zwanzig, dafür aber „mit Auge“ und einer souveränen Strafraumbeherrschung.

Ich genoss es ganz einfach, wieder auf dem Platz zu stehen, den Bällen hinterherzuhechten, meine Jungs zu dirigieren, den reinen Stallgeruch der Kabinen wieder einzuatmen. Die Kabinengesprä-

che, den Schweiß, den Dreck, die Schürfwunden, den Geruch meiner Handschuhe, einfach alles. Diese Spiele gaben mir mein eigentliches, altes Ich zurück, ermöglichten mir das emotionalste Happyend meines bisherigen Lebens! Schließlich war das Torwartspiel schon immer das Größte in meinem Leben gewesen. Hier hatte ich die intensivsten Stunden / Momente meines Lebens erlebt, den Kick dieser Spielposition immer am Limit ausgelebt. Neun lange Jahre hatte ich gehadert, gelitten, mein altes Lebenselixier ganz einfach unglaublich vermisst. Jetzt, mit fast 40 Lenzen, war ich wieder mittendrin.

Eigentlich war ich die Mitte, so wie früher!

Knapp über 100 Spiele sind seitdem hinzukommen. Für mich? 100 Glückssterne!

Glückssterne, die ich im Vergleich zu meiner „ersten“ richtigen Torhüterlaufbahn weitaus mehr genießen konnte.

Ein Ende ist noch nicht in Sicht... Und das ist auch gut so! ⚽

Der Alltag als Übungsplatz:

Auch den Alltag entdeckte ich als neuen Übungsplatz. Jegliche Situationen, insbesondere die, die ich zuvor als unangenehm und gefährlich ansah, luden mich zum Duell ein. Ich sagte dankend zu, denn „weglaufen“ war von nun an tabu. Die Sonnenbrille wurde in der Schublade versenkt, da ich dem angstauslösenden Lichteffekt den Kampf angesagt hatte. „Jeder Gang macht schlank?“ Egal, ab jetzt wurde der Aufzug genutzt! Hitzige Diskussionen steigern mein Gefühl der Unruhe? Klasse! Denn passieren wird mir nichts. Der gedankenlose Blick in die

Leere, der zu volle Magen nach der üppigen Mittagsmahlzeit (Müdigkeit macht angstanfälliger!)? – Da musst du durch! Du bleibst in der Situation und verkriechst dich nicht mehr unter deine Bettdecke. Mein bequemer Weg der Vermeidung fand sein abruptes Ende. Mit voranschreitender Zeit wurde ich sogar insofern übermütig, da ich sogar den Kirmesrummel für meinen Ehrgeiz nutzte. Der scheue Angsthase von einst wurde zum Wagnis suchenden Konfrontationsjunkie. Das kreisende Kettenkarussell, die unruhig schleudernde „Krake“ oder auch der in die Magengrube schlagende Hubschraubereffekt des „Fliegenden Teppichs“ – fast alles passte zu meinem neuen Beuteschema. „Tu es, es wird dich nach vorne bringen!“, lautete fest entschlossen meine Parole, die mittlerweile stärker war als meine weichen Knie und die den jahrelang gewachsenen Respekt vor diesen Geräten energisch beiseiteschob. Natürlich hielt ich mich auch hier an die Regeln der Bewältigungshierarchie. Fahrgeschäft mit Überschlag ließ ich zum Beispiel aus. Nein, dieses Extrem war nicht notwendig, alle anderen schon. Allein zu sehen, wie die Menschen, die auf solche Geräte gingen, vor Freude aufschrien, ließ mich noch ehrgeiziger werde. „Was die können, das kannst du auch! DIR WIRD NICHTS PASSIEREN!“ Mein altes Rückgrat kehrte zurück! Ein fantastisches Gefühl! Sicherlich waren die Erlebnisse auf dem Kirmesrummel die Spitzen meines neuen Wagemuts. Dennoch, sie waren eindeutige Indizien für mein nach Gesundheit schreiendes Ego. Wer rastet, der rostet! Nach meinen Angsterfahrungen galt dieser Ratschlag ganz besonders.

Ihr Grundsatz begleitet mich noch heute!

Seelenheil vs. Verzweiflung

Ich fand zu mir selbst zurück und konnte mich seit Langem wieder frei bewegen. Lebenssituationen wurden von nun an wieder von Lust und Laune bestimmt und nicht mehr vom Grad meiner eingeschätzten Schwierigkeit. Die Entscheidungen lagen ganz bei mir und ich fühlte mich wie befreit. „Lass uns ins Kino gehen!“, „Wie wäre es nächste Woche mit einem Konzertbesuch?“, das alles war wieder möglich. Die Urlaubsplanung richtete sich nicht mehr nach dem vorgetäuschten Vorteil der kürzesten Distanz, dem sichersten Verkehrsmittel, sondern nach Wunsch und Lust. Der Flug ins Ausland, kein Problem, das halte ich aus. Ich habe schließlich Schlimmeres überstanden.

Dennoch, mein Leben und meine Erwartung an mein Leben hatten sich verändert. Ich war ein anderer Mensch geworden. Über zehn Jahre Selbstentfremdung und Furcht hatten ihre Spuren hinterlassen. Das ist sicher nicht verwunderlich. Ich hatte mir Wunden zugezogen, die ich als Narben mein Leben lang tragen werde. Sie ließen sich nicht einfach wegwischen. Ich konnte mein Leben zwar wieder in die Hände nehmen, doch war meine frühere Unbekümmertheit weg. Die Abstürze während meiner Krankheit, die Selbstüberwindungen und das Leid, dem ich während meiner erzwungenen Genesung ausgesetzt war, schienen das Naturell meiner Persönlichkeit verändert zu haben. Der einstige „Hau-drauf-Typ“ wurde sensibler und feinfühliger, was sich als positiv, aber auch als negativ entpuppen sollte. Der Umgang mit meinen Mitmenschen wurde verständnisvoller, andererseits aber auch kritischer. Ich wurde verschlossener und gab anderen mehr Freiraum und Mitspracherecht. Dabei überkamen mich aber auch befremdliche Gefühle. Diese Art von Entfremdung entwickelte sich nicht nur aus meiner gesteigerten Sensibilität, sondern auch aus veränderten moralischen Ansichten. Mein Fokus hatte sich gedreht. Ich wurde zunehmend allergischer gegen Oberflächlichkeit, die zum Teil doof naive Belanglosigkeit meiner Mitmenschen sowie die Themen, die im TV und den Medien zum Besten gegeben wurden. Deren Probleme schienen nicht mehr die meinen zu sein. Da war das Geld zu knapp, dort der Beruf zu öde, bei anderen fehlte der Zweitwagen. „Das sind für euch also Probleme?“, dachte ich mir kopfschüttelnd. „Ihr wisst doch gar nicht, was Probleme sind!“, ärgerte ich mich und erinnerte mich daran, was mir in den letzten Jahren widerfahren war. Das war sicherlich nicht fair, aber es entsprach meinen Gefühlen. Die fragwürdige Entwicklung der Unterhaltungsstruktur des Fernsehens tat ihr Übriges. Ich konnte beispielsweise nie verstehen, dass auch meine Frau die zum Teil polemische Effekthascherei mit ihrer Einschaltquote unterstützte. „Ich hätte dich für intelligenter eingeschätzt!“, musste ich mir des Öfteren Luft verschaffen. Genügend Filme mit Anspruch und Musik mit Format gab es doch allemal! Aber das? Muss das denn sein? Ja, ja, ich weiß, Geschmäcker sind verschieden. Die eigentliche Frage war doch, ob es sich hierbei nur um eine Geschmacksfrage handelt oder womöglich um Grundsätzlicheres, nämlich um Niveau und Anstand.

Wenn ich es objektiv betrachte, lag aber auch so manches an mir. Natürlich muss ich mir eingestehen, dass ich dem Zeitgeist der letzten Jahre gar nicht mehr folgte. Ich hatte anderes zu tun. Die Welt kam mir mittlerweile wie eine riesige Luftblase vor, der noch niemand den für mich erlösenden Nadelstich hat versetzen können. Ich wurde so langsam und Schritt für Schritt zu einem

Paradebeispiel für ein Gegenstück. Ich wurde ruhiger und nachdenklicher, die Welt um mich herum hingegen mutierte komplett. „Bin ich altmodisch, out of time, ein Auslaufmodell?" Meine innere Antwort „Anscheinend ja!" ließ mich aufhorchen. Mit den Jahren wurde ich hellhöriger, ja wesentlich kompetenter in meinem Gespür für Situationen, die mich in eine Sackgasse bugsieren würden. Diese Erkenntnis riet mir: „Du musst aufpassen. Du isolierst dich immer mehr. Du darfst den Bogen nicht wieder überspannen. Du weißt, wie das ausgehen kann." Isolation kann beängstigend sein und meine inneren Alarmlampen leuchteten rot auf. Ich zwang mich zu Kompromissen und fand wieder Anschluss an die Welt da draußen. „Wenn es zu schlimm wird, mach die Augen und Ohren zu!"

Gut, dass ich dazu wieder in der Lage war!

Ein weiteres Problem, dem ich Paroli bieten musste, waren die Momente, in denen ich mich selbst bemitleidete. Vor Kurzem bewegte mich folgender melancholische Gedankengang: *„Man sagt, dass Traurigste ist es, wenn man seine Kinder überlebt. Mein Talent war mein Kind!"* (Spielfilm „Ein Mann für gewisse Stunden"). Dieses Gefühl holte mich einige Monate nach meiner Genesung ein. Mein damaliges Karriereende hatte ich mir natürlich anders vorgestellt. Nicht in dieser drastischen, ja tragischen Art und Weise. Ich verlor nicht nur meinen Sport, ich verlor auch meine Berufung. Das war eine verdammt harte Zeit für mich! Und auch eine Rückkehr ins Fußballtor konnte ich mir zu diesem Zeitpunkt noch nicht vorstellen!

Ein Karriereende, egal in welchem Berufszweig, ist immer etwas enorm Einschneidendes. Es bedeutet Abschied und Neuanfang zugleich. Der größte Lebensabschnitt liegt hinter einem. Der eine ist froh, ein anderer traurig. Es ist der Abschied von Talent und Status, der manch einen ein Leben lang geprägt, ja sogar ausgezeichnet hat. Der Beruf als Identitätsnachweis? Das geht vielleicht ein bisschen zu weit. Und dennoch: Das, was das eigene Leben zentral bestimmt hat, die Schwerpunkte und die Ziele, die man sich gesetzt hat, all das ist vorbei, für manche mag dann sogar das Leben selbst vorbei sein. Der Beruf konnte Träume erfüllen, aber auch schmerzhafte Grenzen aufzeigen. Daher ist es nur natürlich, dass sich die meisten von uns einen würdevollen, einen zufriedenstellenden Abgang erhoffen.

Ich hatte meinen Sport nicht nur geliebt, nein, ich hatte ihn mit jeder Faser meines Daseins gelebt. „Dieses Ende habe ich nicht verdient!", überwältigte mich nicht selten mein Selbstmitleid. Der größte Fixpunkt meines Lebens wurde mir einfach aus den Händen gerissen. Und zwar in meinen besten Jahren. Das ist beinahe vergleichbar mit dem abrupten Ende einer großen Liebe, bei dem lediglich Gefühle der Trauer und Leere zurückbleiben. Diese Gefühle überkamen mich insbesondere in der Zeit nach meiner Genesung. Die Angst war weg, der Kopf endlich frei und die Trauer bekam ihren Platz. Mein Bauchgefühl signalisierte mir, dass ich mich diesem Schmerz nicht ergeben durfte. Ich wusste, dass jeglicher Frust meiner Angst nicht nur gefallen, sondern auch neue Kräfte geben würde. Ich musste ihre Nachbeben ernstnehmen, ich hatte die Pflicht, positiv zu denken! Es zählte nur noch das Jetzt! „Sieh dein Leben immer im Gesamten!", befahl ich mir optimistisch. Du hast viel erreicht, viel erlebt, aber auch viel einstecken müssen. Das Wichtigste dabei ist, dass du es durchgestanden hast, dass du immer noch da bist! Ich entwickelte eine neue Art von Stolz, indem ich vom Leben nicht mehr nur die Sonnenseite erwartete, sondern es mit all seinen Schattenseiten annahm. Ich trichterte mir ein: „Leben ist alles. Freude, Glück, Trauer und Furcht. Diese Gegenpole erzeugen Energie, die in spürbare Intensität zusammenfließt. Echtes Leben ist spürbare Intensität. Dein bisheriges Leben war intensiv. Du hast es ehrlich gelebt, mit allen Höhen und Tiefen. Darauf kannst du stolz sein!“

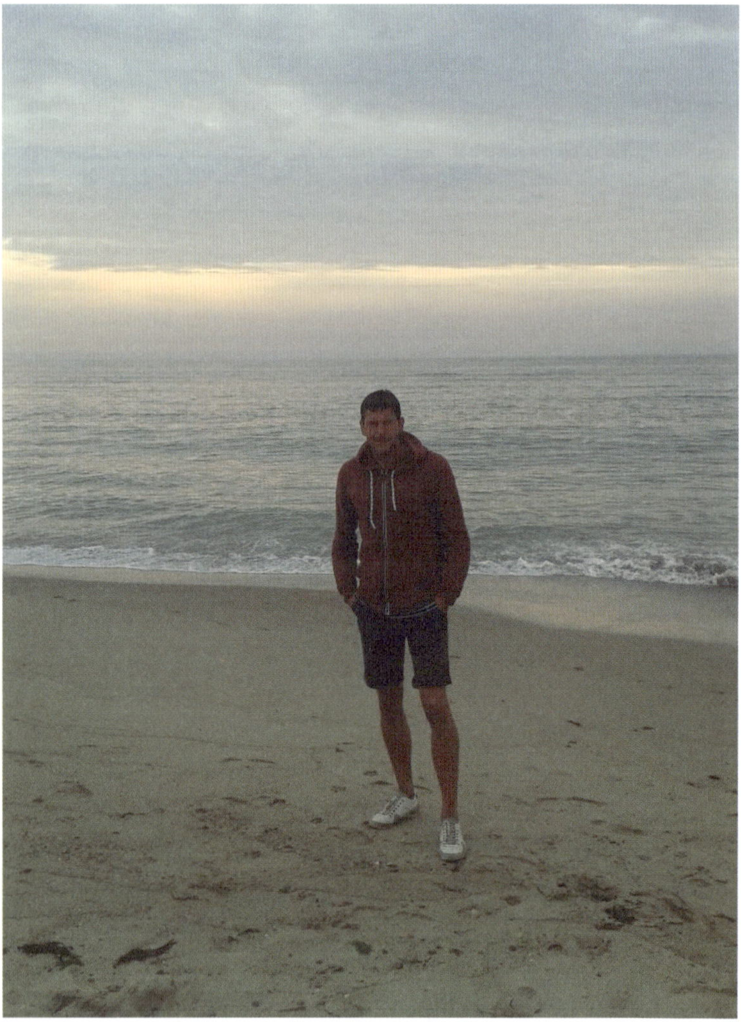

Diese Einsicht gab mir die Kraft, die Baustellen meines Lebens zu akzeptieren. Der Verlauf meines Lebens bekam eine Berechtigung. Mein Seelenheil bestand von nun an aus Akzeptanz, die sich immer mehr in mir ausbreitete. Ich lernte Nachteile zu respektieren und Gutes zu pflegen. Seitdem bedeutet Verzweiflung für mich: nach dem Verlorenen trauern, aber ebenso nach 100 % zu streben. 100 %, nie wieder! Ich wusste, wozu das führen konnte. Nein, leben bedeutet mehr. Mein Stolz besiegte meinen Kummer, allein deswegen, weil ich es so wollte. Leben ist aber auch die Kunst, sich zu erfreuen, den Sonnenschein zu suchen, auch wenn der Himmel voller grauer Wolken ist.

Kleine Dinge konnten mir dabei behilflich sein.

Der Verlauf des Lebens bekam seine Berechtigung!

Einsicht und Vergnügen!

Wann ist etwas gut genug? Ich glaube, dass es hier eine große Spannbreite an Ansichten gibt. Problematisch wird es hingegen meistens dann, wenn wir die Grenzen des Machbaren überschreiten. Extremer Perfektionismus kann genauso schädigend sein wie verantwortungsloses Phlegma. Wie Sie nun wissen, gehörte ich zur Gruppe der Perfektionisten. Meine damalige Lebenseinstellung wurde von einem ungesunden Ehrgeiz geprägt, einer ständigen Jagd, die einen niemals ankommen ließ. Ich wurde immer mehr zum Sklaven meines eigenen Anspruchs. Dieser eingepflanzte Fanatismus ließ mich viele Jahre meinen Zielen blind hinterherlaufen. Der Mann mit den Scheuklappen trug meinen Namen. Gutes war selten gut genug, erreichte Ziele wurden sofort durch noch größere ersetzt. Momente der Freude waren selten, wovon mittlerweile nicht nur mein Sport betroffen war, sondern auch mein Privatleben. Der Blick für die „kleinen“ Dinge dieser Welt löste sich immer mehr auf. Nach dem Motto „Es kann nur einen geben!“ ritt ich im Jagdgalopp durch mein Leben. Das Ende ist bekannt. Heute weiß ich genau, dass auch dieses Denken ein entscheidender Baustein für meinen Niedergang gewesen ist.

Manchmal bin ich sogar dankbar dafür, dass es so weit kommen musste. Nicht dass wir uns jetzt falsch verstehen: Mein Ehrgeiz, faszinierende Aufgaben zu meistern, ist nach wie vor ungebrochen. Sonst hätte ich zum Beispiel niemals damit begonnen, dieses Buch hier zu schreiben. Ambitionen haben für mich als Familienvater weiterhin Bestand. Es entspricht einfach nicht meiner Mentalität, Dinge einfach schleifen zu lassen. Ich sehe das auch weiterhin als sehr wichtig an.

Der gravierendste Unterschied aber war, dass ich nichts mehr erzwingen wollte, dass ich begann, die Dinge auf mich zukommen zu lassen. Ja, dass ich lernte, endlich auch den Moment mehr zu schätzen. Wie sagte einst *Konfuzius*: „Der Weg ist das Ziel.“ Das klingt doch schon wesentlich beruhigender, oder etwa nicht? Mein Umdenken in diese Richtung wurde dabei auf keine große Probe gestellt. Die Wucht meiner Erkrankung hatte bereits genügend Vorarbeit geleistet. Es bedurfte keinerlei weiterer Bücher, keiner zusätzlichen Überzeugungskraft, um mich für eine neue Lebenseinstellung zu motivieren. Ich kann Ihnen versichern, dass ich nach Jahren voller Angst und Verzweiflung keinen äußeren Anschub mehr brauchte.

Nach dem Verlust kommt die Einsicht?

Bei mir auf jeden Fall. Ich hatte eine Menge nachzuholen.

Für mich stand fortan fest: „Beruf ist Beruf, das wahre Leben findet außerhalb von ihm statt.“ Ich fand heraus, dass die wirklich schönen Dinge des Lebens sehr selten mit dem Budget meiner Geldbörse zu tun hatten. Dinge, die ich, und darüber ärgere mich heute noch am meisten, viel zu sehr vernachlässigt hatte. Und dennoch muss ich mir eingestehen, dass die Hast nach Erfolg meine Augen davor verschlossen hatte. Liebe, Freundschaft, Ausgeglichenheit, um nur einige zu nennen, sollten wieder ihren Platz in meinem Leben finden. Allesamt hatten einen kostenlosen, unnachahmlichen Reiz. Für mich war es ein großer Genuss zu merken, dass sie meine materialistisch ausgestopften Haifischgedanken ganz leicht verscheuchen konnten. Auch die scheinbar „kleinsten“ Momente konnten ihren Wert um ein Vielfaches steigern. Ein sehr gutes Beispiel hierfür ist mein Vater. Er ist mein Vorbild. Gehörte ich eher zu der „Happ-schlapp“-Generation, die nicht schnell genug ihr Essen herunterschlingen konnte, ohne überhaupt zu wissen, was auf dem Teller war, war mein Vater ein beneidenswerter Genießer. Das Stückchen Schokolade zerschmolz in seinem Mund, und das zu einer Zeit, in der ich früher wohl eine ganze Tafel „verputzt“ hätte. Er aß es nicht, er genoss es. Sein genüsslicher Gesichtsausdruck rundete das für mich nicht nachvollziehbare Phänomen eindrucksvoll ab. So muss er wohl aussehen, „der Mensch, der in sich ruht“, dachte ich mir nicht selten. Beneidenswert, da wollte ich auch hinkommen! Die „kleinen“ Dinge größer machen, Dinge, die ich zuvor als belanglos ansah!

Freundschaft:

„Den wahren Freund erkennst du in der Not!“ Ich hatte und habe das Glück, Freunde um mich zu haben, die diese Bezeichnung auch verdienen. Freunde, die ich seit über 20 Jahren kennen und schätzen gelernt habe, mit denen ich „durch dick und dünn“ gegangen bin. Mein Verhältnis zu meinen Freunden kam dem einer Bruderliebe gleich, mit dem entscheidenden Unterschied, dass es ehrlich und vor allem freiwillig war und nicht aus familiären Zwängen entstanden ist. Den besten Freund holt man nachts um drei aus den abgelegensten Winkeln ab. Vor Freunden hat man keine Geheimnisse? Lange Zeit hatte ich solche Werte mit Füßen getreten. Ich bedauere es noch heute. Heute ist es für mich selbstverständlich geworden, mich entsprechend zu revanchieren. Nein, ich stehe dabei nicht mehr im Mittelpunkt. Der Mittelpunkt ist die Freundschaft. Eine Freundschaft, in der mich mein Freundschaftsdienst am meisten erfreut.

Musik:

Musik war schon immer ein leidenschaftliches Hobby von mir, in der Zeit nach meiner Erkrankung umso mehr. Heute höre ich sie noch bewusster. Es kommt auf meine Stimmung an, welchen meiner Lieblingsinterpreten ich gerade bevorzuge. Mein Musikgeschmack ist ziemlich breit gefächert, jegliche Stimmungslagen können bedient werden. Die energiegeladene E-Gitarre während der Autofahrt, die sanften Töne zur Abendzeit. Alles ist möglich und hat immer denselben Zweck: abschalten und entspannen. Musik kann mich „auf Touren“ bringen, aber auch sanft und sicher „herunterfahren“. Zwei bis drei Abende in der Woche werden gebührend zelebriert, was für mich ein Riesenspaß ist! Kerzen werden angezündet, ein schönes Glas Wein bereitgestellt und ein Abend zu zweit, aber auch allein erhält seinen besonderen Charme. Der Ballast des Alltags fällt ab und ich fühle mich frei! Ich sitze in meinem Wohnzimmer und lasse den Sound der englischen Rockgruppe Queen auf mich wirken. Freddie Mercury singt *„this could be heaven…“*

Noch Fragen?

Der gute Spielfilm, sei es im TV oder auf DVD, natürlich auch. Das spannende Buch ebenso. Gerade zu kälteren, ungemütlicheren Jahreszeiten können diese Medien für wohnlichen Zauber sorgen. Der Regen plätschert gegen die Fensterscheibe, die Wolldecke ist bis zum Hals hochgezogen, was atmosphärisch kaum noch zu überbieten ist.

Der gute alte Krimi, faszinierend und zeitlos zugleich. – Ein Riesenspaß!

Grundsätzlich gewöhnte ich mir aber auch an, auf Sendungen zu verzichten, die mir nicht gut taten. „Warum soll ich mir diesen Mist anschauen?“ Auch das Übermaß an Katastrophenmeldungen war nicht mehr zu ertragen. Der Informationsdienst unserer Welt ist sicherlich lobenswert. Tragödien werden uns mittlerweile aus allen Winkeln dieser Erde übermittelt. Doch muss ich mir das täglich ansehen? Wie viel fremdes Leid kann der Mensch ertragen, bis er davon nicht auch eigenes empfindet? Der eigentliche Wahnsinn beginnt bereits bei der Inszenierung solcher Ereignisse. Ist es moralisch überhaupt noch vertretbar, die katastrophalen Folgen eines Tsunamis mit Hintergrundmusik noch zu betonen? Soll es den Zuschauer etwa noch mehr an seinen Fernsehsessel fesseln, reichen die reinen Bilder nicht mehr aus? Ich habe mir geschworen, hier nicht mehr mitzumachen. Ich habe mir geschworen, mich nicht mehr überfüttern zu lassen. Nach meinem Kenntnisstand habe ich nur ein Leben. Ein Leben, dessen Inhalte ich bestimme.

Manipulation hatte ich zur Genüge am eigenen Leib erfahren. Es reichte!

<u>Meine Meinung:</u> Es spielt vom Grundsatz her keine Rolle, ob die Angst schon besiegt ist oder noch nicht. Jeder sich sporadisch zeigende Glücksmoment sollte genutzt werden. Der Angst gefällt das nicht! Sie windet sich vor Schmerz, denn man erlaubt sich ein Privileg, dass ihr gar nicht gefällt. Man denkt an sich und nicht an SIE! Solche Gelegenheiten nutze ich seitdem. Sie demnächst auch?

Natur:

Ich stehe auf einer großen, sich endlos erstreckenden Weide. Hier und dort schmücken blühende Bäume das satte Grün. Am Ende ist ein Waldanfang zu sehen, dessen nostalgische Dichte aus einem Märchen zu stammen scheint.

Klarheit!

Der Wind weht sacht und lässt die Äste wie von Zauberhand bewegt taktvoll hin- und herschwingen. Ein Gefühl von tiefer Ruhe erfüllt mich. Die seichte Landluft weckt Erinnerungen an meine Kindheit. Der leise Gesang der Vögel haucht dem zeitlosen Ort spürbare Harmonie ein. Es ist ein schöner Tag, ich fühle mich frei!"

Mein Vater sagte immer: „Wer die Natur nicht zu schätzen weiß, der ist ein armer Mensch!" Etwas drastisch? Vielleicht. An der Wahrheit vorbei? Ich denke nicht. Der Gang in die Natur lässt mich meine Alltagssorgen auf jeden Fall vergessen. Mein besonderes Verhältnis zur Natur kommt wahrscheinlich auch daher, dass ich viele Jahre meiner Kindheit auf dem Bauernhof verbracht habe. Es war die vielleicht schönste Zeit meines bisherigen Lebens. Heute erinnert mich der Besuch in der Natur auch wieder an den Ursprung allen Lebens. Ein Zufluchtsort, an dem ich mich wohl fühle. Die unterschiedlichsten Düfte und Klänge der Jahreszeiten berühren mich jedes Mal. Der Spaziergang im Wald, der mit seinem duftenden Tannengeruch nicht nur meine Laune verbessert. Der Blick auf den See, dessen spiegelnde Farben stark genug sind, dunkle Gedanken zu vertreiben. Oder auch das nahe liegende Flussufer, das mich jederzeit zum Verweilen aufmuntern kann. Meine Probleme und Sorgen nehmen nicht nur ab, sondern verlieren vor allem an bohrender Wichtigkeit. Existenzängste verschwinden, weil ich hier die Sicherheit eines großen Ganzen empfinde. Der monotone Krach unserer Zivilisation verliert an Schmerz und wird durch eine kraftspendende Stille ersetzt. Ein kostenloses Wellnessprogramm, wenige Minuten von meiner Haustür entfernt. Ich habe es für mich erneut entdeckt. Heute weiß ich, dass sich Geborgenheit nicht erkaufen lässt. Ich weiß das zu schätzen. Glauben Sie mir!

Mahlzeit!:

Ich bin schon immer ein Mensch mit großem Appetit gewesen. Den verlor ich in der Regel auch nur dann, wenn ich fiebrig und grippekrank im Bett liegen musste. Allen war klar: „Wenn der nichts isst, dann muss er wirklich etwas haben!“ Ich konnte es aber auch übertreiben! Mir fiel es beispielsweise ziemlich schwer, meinen Heißhunger zu kontrollieren. Ein Schnellesser mit der Gabel als Schaufel? Ja, das war ich! Das bedeutet aber nicht, dass ich meine Mahlzeiten nicht zu schätzen wusste. Ich aß mit großem Appetit, aber leider viel zu schnell. „Du möchtest doch sicherlich noch mal Nachschlag!“ – „Selbstverständlich!“, und mein Sättigungsgefühl hatte mal wieder keine Chance, sich zu „melden“. Problematischer wurde es zu den Stoßzeiten meiner Angsterkrankung. Meine Mahlzeiten verloren ihren eigentlichen Sinn. Die Mengen wurden immer größer, die Schlagzahl wurde erhöht. Die anschließende Bettschwere sorgte für kurzzeitige Ruhe und ich hatte ein weiteres Mittel gefunden, um mich zu betäuben. Ich wurde immer dicker und träger und die Angst lachte sich mal wieder ins Fäustchen. Dies alles ist glücklicherweise Geschichte. Heute esse ich nicht nur bewusster, sondern auch wesentlich gesünder. Das wichtigste aber war, dass ich mir seitdem viel mehr Zeit dafür nahm. Ich lernte, bewusster zu genießen, und verbot es mir, mein Essen gedankenlos herunterzuschlingen. Das frühere, von mir als alltägliches Gut angesehene „Wohlstandsfutter“ wurde endlich, längst überfällig, honoriert. Der gehetzte „Funktionsroboter“ von einst war passé und wurde durch einen dankbareren Menschen ersetzt. Was für ein Wandel!

Symbolik:

Sicherlich kennen Sie dieses Gefühl: Sie fahren mit dem Auto und hören Musik im Radio. Plötzlich erklingt Ihr alter Lieblingssong, den Sie vor Jahren wahrscheinlich mal rauf und runter gehört haben. Wie bei einem Aha-Effekt schaltet sich Ihr Kopfkino ein und viele alte Erinnerungen machen sich in Ihrem Gedächtnis breit. Unglaublich, ein Lied kann im Inneren einen ganzen Film ablaufen lassen. Die längst vergessene Sommerliebe, der unvergessliche Badeurlaub, aber auch negative Situationen, alles ist wieder da.

Längst verlorene Zeiten kehren zurück.

Manchmal kamen mir diese Momente so vor, als wären sie erst gestern gewesen. Vergangene Gefühle von Glück oder auch Trauer? Kein Problem, ganz leicht abrufbar!

Dieses Phänomen hatte ich mir zu Nutze gemacht.

Ich dachte mir, was ein Lied kann, sollten auch andere Dinge in meinem Alltag schaffen, und begann darüber nachzudenken, welche meiner glücklichen Lebensphasen symbolisch nachzustellen wären. Mein Ziel war es nicht, zurückliegende Erlebnisse neu zu durchleben, sondern aktuelle Stumpfheit mit deren Hilfe zu überbrücken.

Das gelang mir immer besser, erste Effekte verspürte ich sogar schon während meiner Erkrankung, die ja die meisten meiner positiven Gefühle zunichtegemacht hatte. Ich möchte Ihnen nun ein Beispiel vorstellen, das vielleicht auch Ihre Fantasien anregen wird.

Beispiel: Der nachgebaute Bauernhof

Meine tolle Kindheit auf dem Lande hatte ich eingangs ja schon erwähnt. Ihre unvergleichbaren Erlebnisse vergesse ich wohl nie. Die Tage konnten nicht lang genug sein und Sorgen, ja, für die gab es erst recht keinen Platz. Alles erschien so leicht und ich lebte ausschließlich für den Spaß: die Arbeit auf dem Bauernhof, die idyllische Lage unseres feststehenden Wohnmobils, den frischen Strohgeruch der Felder, und vieles mehr ... „Gehen wir heute in den Wald zum Pilzesammeln?“, „Lass uns doch heute Abend Kartoffeln am Feuer grillen!“, „Hey, heute darf ich auf dem Hänger des Bauern mitfahren, um die Strohballen aufzuladen.“ Die Aufgaben des Tages konnten sich nur durch den Reiz ihrer Abenteuer überbieten. Das Leben war ein Spiel, das mich jederzeit gewinnen ließ. Gerade die Mitarbeit auf dem Bauernhof machte besonders großen Spaß! Auch heute noch kann ich die erlebten Momente immer noch sehen, riechen und fühlen.

Mein selbst gebauter Bauernhof im H0-Format (Modelleisenbahn) steht mir dazu hilfreich beiseite. Auf einer Plattengröße von 1 x 1m hatte ich mir meine Art von heiler Welt gebaut, die mir noch einen unschätzbaren Dienst erweisen sollte. Der Hof, die Natur, die Tierwelt, der See, der Hochstand oder auch der Acker samt Traktor, alles war an seinem richtigen Platz. Es ist ein Modell entstanden, das nicht nur sehr echt aussieht, sondern mir vor allen Dingen sehr gut tut. Denn darum ging es mir! Mein Bauernhof hat seinen festen Platz in meinem Wohnzimmer erhalten und seinen Wert längst bewiesen. Die vor Staub schützende Decke wird abends abgelegt, die Beleuchtung des Hofes angeschaltet und das wärmende Licht von Fenstern und Laternen erhellt nicht nur dessen Umgebung, sondern vor allem auch mein Gemüt. Ein Blick auf dieses Modell genügt und ich bin glücklich und zufrieden. Alte Erinnerungen lassen mich nicht nur in eine längst vergangene Zeit eintauchen, sondern stärken mich auch für die Aufgaben der Zukunft. Das, was der Bauernhof für mich symbolisiert, könnte man so ausdrücken: „Ich gebe dir deine alte Leichtigkeit zurück, damit du deinen gegenwärtigen Ballast ertragen kannst.“

Ich stellte fest, je ausgeglichener ich war, desto immuner wurde ich gegen die Ein- und Rückschläge meines Lebens. Ich begab mich förmlich auf die Suche nach ihnen, wollte immer mehr von ihnen um mich scharen.

Diese Gefühle sind wie ein dichter Panzer, der mich beschützt. Sie geben mir Kraft und machen mich stark! Heute kann ich voller Stolz berichten, dass ich die schwersten Kämpfe meines Lebens gewonnen habe: den über die Angst und den gegen mich selbst. Ich musste mich ändern und ich habe es geschafft, mich zu verändern.

Die „kleineren Dinge" sind mir dabei weiterhin sehr behilflich!

Meine Einsicht:

Keine Zeit für Hobbies, keine Wertschätzung dem Leben gegenüber? Das ist bedauernswert! Ich zog eine Bilanz, die härter war als eine Unternehmensbilanz. Eine Bilanz meines bisherigen Lebens, die meinen überzogenen Aufwand, aber auch meinen fragwürdigen Ertrag verdeutlichte. Es wurde höchste Zeit! Ich musste mein Leben nicht nur verändern, sondern auch lernen, die Dinge so zu nehmen, wie sie kommen. Ich gewöhnte mir an, meine Tage nicht mehr mit der Jagd nach EUROS zu verschwenden und fand zu mir zurück. Ich akzeptierte mich so wie ich bin und hatte mich damit auch arrangiert! Mein Leben besteht seitdem aus einer Balance von Frust und Freude und nicht mehr aus einem Drang nach Vollkommenheit, den ich mir selbst auferlege oder den ich mir von außen auferlegen lasse. Ich bemerkte, dass Leben nur dann Leben ist, wenn man es in all seinen Farben lebt. Meine neue Devise lautete: Sei ehrlich und mutig. Denn es ist dein Leben! Leben ist nur dann gut, wenn alles funktioniert? Vergessen Sie es! Ich sehe diese Ansicht mittlerweile als naiv an! Nein, richtiges Leben ist viel mehr. Es sind doch vielmehr die Begegnungen mit all den Abgründen und Hochphasen, die das Leben lebenswert machen. Manche Gewitter mussten sein, um die Luft wieder zu reinigen. Und manchmal musste es auch richtig knallen, um neu zu beginnen, um den RESET zu erzwingen! Ich habe gelernt, dass das Leiden zum Leben dazugehört und ich habe die richtigen Rückschlüsse gezogen. Mein Leben war kein Spielfilm, in dem der Held immer gewann. Nein, mein Leben war vielmehr ein Ritt durch alle erdenkbaren Höhen und Tiefen, denen es mutig zu begegnen galt. Hätte ich die Tiefen ignoriert, hätte ich nicht überlebt. Das Leben ist schön? Ja, es braucht aber auch die Einsicht, dass es nicht immer schön sein muss. Ich verlasse mich nicht mehr auf mein Glück, sondern lebe das Leben in all seinen Facetten. Wieder mal einen Tag verschenkt?

Nein, nie wieder! Leben ist mehr, ich habe es begriffen.

Ich-Erhaltung vs. Kommerz

Einschneidende Erlebnisse können Menschen verändern. Bei mir war es ähnlich. Das Ausmaß meiner Angsterkrankung hatte mir die Augen geöffnet. Die Abgründe meiner Krankheit, der schweißtreibende Aufwand meiner Genesung hatten mich geläutert. Nie zuvor hatte ich mich dermaßen überwinden müssen. Dennoch fand ich, trotz aller Anfangsschwierigkeiten, die Kraft, mich zu wehren. Dass mein Charakter daran einen großen Anteil hatte, hatte ich ja bereits erwähnt. Trotzdem, und dabei bleibe ich hartnäckig, stellen sich für mich auch weiterhin zwei grundlegende Fragen: War dieser hohe Aufwand nicht selbstverständlich? Es ging ja immerhin darum, wie ich mein Leben weiterführen wollte. Und: Wie viel Aufwand hatte ich betrieben, um meinem Perfektionismus zu genügen, ohne zu bemerken, dass ich mich an die Grenzen des Erträglichen bugsiert hatte? Glauben Sie mir, ich weiß, wovon ich spreche. Meine Psyche war zerstört und den Ängsten der freie Einlass gewährt. Ich richtete mich „ICH-verloren" zu Grunde, nur um meiner Eitelkeit, meiner Besessenheit gerecht zu werden. Ja, mein ICH, dass früher mal mein bester Freund war, mich stets beschützt hatte. Dieses ICH hatte ich verloren, weil ich es immer entschiedener ignoriert hatte. Genugtuung empfand ich nur noch, wenn andere bewundernd zu mir hochschauten. Bewundert zu werden war mir wichtiger geworden als mein persönliches Wohlbefinden. Frei nach dem bekannten Siegermotto aus der Werbung „Mein Haus, meine Frau, mein Boot" überging ich die flehenden Hilferufe meiner Seele. Alles wurde für mich zum Spiegel meiner besessenen Eitelkeit. Ich selbst, keine Ahnung, wer ich überhaupt noch war, blieb dabei auf der Strecke, einsam und verlassen. „Einer von vielen sein? Ich doch nicht!" Mein Gott, war ich dumm und unwissend! Ich mutierte zu einer erfolgsbesessenen Marionette, die sich selbst verloren hatte. Mein ursprüngliches ICH wurde immer kleiner, mein angepasstes Ego immer größer. Ein brutaler Fehler, der mir heute, ja, MIR, nicht mehr widerfahren wird.

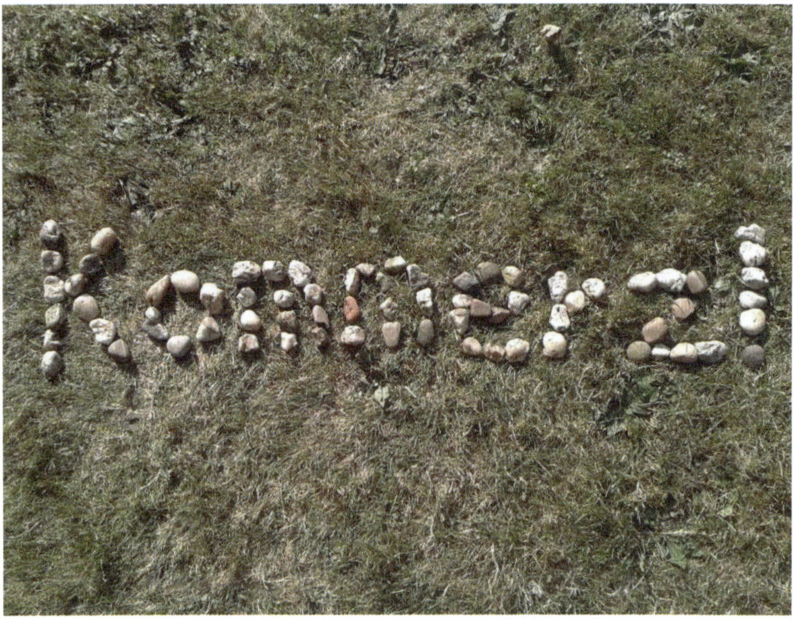

Sicherlich machten mir erreichte Erfolge Spaß, die Bestätigung, etwas „Besonderes“ geleistet zu haben. Eine verheißungsvolle Karriere ist ja auch grundsätzlich nicht zu verurteilen. Ganz im Gegenteil! Nur sollten doch die persönlichen Grenzen bitte davon verschont bleiben. Mein Preis war jedenfalls zu hoch! Meine Hetzjagd, die fast schon einer Obsession gleichkam, hatte den Bogen bei weitem überspannt. Alles für den einzelnen Moment, alles für den ganzheitlichen Ruin meiner Psyche. Meine Einsicht kam glücklicherweise nicht zu spät! Zwar erzwungener Maßen, aber sie kam! Ihr Echo war eindeutig: „Was hast du alles investiert, um deiner blinden Funktion gerecht zu werden! So viel, dass es dich beinahe zerstört hat. Dann habe jetzt aber auch den Schneid, den Schaden wiedergutzumachen. Jetzt, da es um ALLES, um dein Leben geht.“

Ein Leben, in dem ICH endlich wieder die Luft zum Atmen bekam.

Heute geht es mir auch mit weniger Barem in der Tasche besser, weil ICH mich wieder freier fühle. Es gibt einige Beispiele von Menschen, die dem materiellen und moralischen Wertesystem unserer Zeit zum Opfer fielen. Ein erfolgreicher Sportler nahm sich das Leben, der professionelle Radrennfahrer dopte sich zu Grunde und der uniformierte Topmanager kämpft gegen seinen Burnout. Die Welt wurde erobert, die eigene zerstört! Eine Tragödie sondergleichen. Warnsignale werden gerne übersehen, der große K.o. kommt dann oftmals zu spät. Ein Geschäftsschreiben wird sorgsamer überprüft als die eigene Gesundheit? Manchmal kommt es mir so vor, als wollten wir einfach nur mitschwimmen, nur um unser Gesicht zu wahren. Ein Gesicht, das eigenes Leid kalkuliert, aber auch verschämt versteckt.

Meine Odyssee hatte mir bewiesen, dass ich den eigentlichen Sinn meines Lebens nicht verstanden hatte. Ich musste extrem mutig sein, um mich von den Fesseln meiner Seele zu befreien. Fesseln, die ich zuließ. Fesseln, die meine Erziehung, der Beruf und das Umfeld an mich legten und immer fester zuschnürten. Heute folge ich einem neuen Leitsatz: „Das kann ich, das will ich. Wenn ich stopp sage, heißt es auch stopp!“ Ich frage Sie: Was nützt Ihnen der größte Pokal, wenn das Herz zu zerbrechen droht?

Meiner Frau sagte ich einmal: „Ich möchte noch einmal 10 unbeschwerte Jahre haben! Ja, das wäre es!“ Ich hatte den Kampf angenommen. Ich kämpfe ihn noch heute!

Interview mit der Angst

Thorsten Albustin.: Guten Tag ANGST, wie geht es Ihnen?

ANGST: Sehr gut, danke der Nachfrage.

T.A.: Das hört sich ja gut an. Nicht jeder weiß genau, wer oder was Sie sind. Könnten Sie sich mal kurz vorstellen?

ANGST: Natürlich, kein Problem. Also, mein Name ist ANGST und ich bin ein sehr wichtiger Bestandteil des Menschen.

T.A.: Ein wichtiger Bestandteil? Da habe ich aber schon andere Meinungen gehört.

ANGST: Ich war ja noch nicht fertig. Bitte lassen Sie mich aussprechen.

T.A.: Entschuldigung, nur zu!

ANGST: Ich bin für den Menschen enorm wichtig, da ich ihn vor Gefahren warne, ihn sozusagen beschütze. Ich bin quasi sein Schutzengel!

T.A.: Welche Situationen meinen Sie genau?

ANGST: Fast alle alltäglichen Situationen, beispielsweise im Straßenverkehr, in der Freizeit oder auch auf dem Sportplatz. Eigentlich überall dort, wo Gefahren lauern. Gefahren, die der Mensch unterschätzen könnte. Ein Beispiel: Einer jungen Frau rate ich davon ab, auf einem dunklen Weg nach Hause zu gehen. Sie sollte besser dort gehen, wo der Gehweg erhellt ist!

T.A.: Das ist ja interessant. Sie helfen Menschen also, ja, ich glaube man kann es so ausdrücken, zu überleben. Sie sind demnach eine Art Begleitschutz. Das finde ich hervorragend! Wie schaffen Sie es denn, dass man auf Sie hört?

ANGST: Danke für die Blumen. Das bin ich ja gar nicht gewöhnt. Ja, wie schaffe ich es? Das ist eigentlich ganz einfach. Ich sende den Menschen unangenehme körperliche Symptome. In der Regel hören sie darauf, da sie das Gefühl ja wieder loswerden möchten. Das beherrsche ich nahezu perfekt!

T.A.: Okay, so weit, so gut. Dennoch haben Sie ein schlechtes Image. Wie können Sie sich das erklären?

ANGST: Ja, das stimmt. Und ich ärgere mich darüber sehr. Ich glaube, mein schlechtes Image kommt daher, dass sich die Menschen meinetwegen schämen! Sie trauen sich kaum, meinen Namen auszusprechen. Mein Bekannter namens MUT hat es da wesentlich leichter. Der wird immer mit Stolz genannt!

T.A.: Bitte nicht ablenken! Noch einmal zum Stichwort SCHAM zurück. Eigentlich dürfte es Sie dann doch gar nicht geben, wenn über Ihre Existenz sehr selten, vor allem aber sehr ungern gesprochen wird.

ANGST: Das ist ja gerade das Tolle! Mein ganzes Dasein profitiert doch von dieser Feigheit. Ich werde dadurch immer stärker. Außerdem bin ich ein ziemlich hartnäckiger Typ. Allein die Tatsache, dass ich gerne übergangen werde, beweist schon, dass ich auch hier meine Finger im Spiel habe. Meine Kraft beginnt mit der Geheimnistuerei!

T.A.: Aha, ich verstehe. Finden Sie es denn gut, dass manche Menschen Ihretwegen sogar krank werden?

ANGST: Was soll ich sagen, es ist halt mein tägliches Brot. Die Auftragslage, mal unter uns gesprochen, wird sogar immer besser. Aber auch das ist nicht auf meinem Mist gewachsen. Ich mache es eben gern, wenn man mich lässt!

T.A.: Okay, Ihr Geschäft. Ziemlich abstrakt. Aber noch einmal. Sie nehmen es also billigend in Kauf, dass Menschen durch Ihr Wirken krank werden? Das hat für mich einen schlechten Beigeschmack! Sie sagten doch, Sie wären eine Art Schutzengel.

ANGST: Darüber möchte ich jetzt nicht sprechen. Das ist mir zu intim.

T.A.: Ach kommen Sie, das bleibt doch unter uns. Oder haben Sie etwa selbst ANGST, sehr geehrte ANGST?

ANGST: Ich verbitte mir diesen Unterton. Ich bin sehr mächtig, hüten Sie Ihre Zunge!

T.A.: Okay, ich nehme es zurück. Aber keine Drohungen, ok?

ANGST: Na gut, unentschieden. Was fragten Sie noch einmal? Ach ja, die Menschen werden krank durch mich. Auch das, da bin ich ganz ehrlich, ist nicht meine Schuld. Der Mensch provoziert doch meinen Einfluss. Die machen aus einer Mücke einen Elefanten. Sehen Sie das doch mal so: Meine Trümpfe sind Anpassungsfähigkeit und Verwandlung. Je mehr Raum man mir gibt, desto mehr Raum nehme ich mir auch. Desto böser kann ich gucken! Das ist die Luft, die ich atme. Ich bin doch nicht blöd! Sie würden das doch auch tun.

T.A.: Mag schon sein. Wir sind sicherlich alle keine Engel. Was aber genau geschieht mit einem Menschen, der Ihnen, wie Sie es ausdrücken, viel Raum anbietet?

ANGST: Ganz einfach, der bekommt meinen ganzen Ehrgeiz zu spüren! Er wird die letzte Zeit seines Lebens glücklich gewesen sein. Da bin ich extrem egoistisch! Gibt er mir seinen kleinen Finger, nehme ich liebend gerne die ganze Hand. Ich habe da so meine Strategien entwickelt, die mir dabei helfen. Ich kann mich dann kaum zurückhalten. Ich bin sehr gefräßig!

T.A.: Welche Strategien meinen Sie? Bitten bleiben Sie sachlich!

ANGST: Die Strategie, vorhandene Angst zu vergrößern! Sehen Sie, das ist so: Falls ein Mensch vor einer Sache übertrieben viel ANGST hat, vergrößere ich diese dadurch, indem ich ihm einen besonders großen Schrecken einjage. Der Körper des Menschen hört auf mich, glauben Sie mir. Manche denken sogar, sie müssten sterben, weil Ihnen übel und schwindelig wird. Und das sind noch meine kleinsten Kaliber! Der Arme ist dann so schockiert, dass er diesen Zustand nie mehr erleben möchte. Er traut sich diese Situationen nicht mehr zu, will sie vermeiden. Ein gefundenes Fressen für mich!

T.A.: Angeber, so langsam werden Sie mir unsympathisch! Das ist ja krankhaft!

ANGST: Ist mir doch egal! Ich habe nie das Gegenteil behauptet. Also, noch mal zum Mitschreiben: Davon existiere ich doch. Toll finde ich zudem, dass die Menschen sich so viel aufbürden wollen. Jeder will alles! Aber irgendwann können sie nicht mehr und meine Zeit ist gekommen!

T.A.: Ja, ja, es reicht. Ich verstehe so langsam. Wie sieht es denn eigentlich mit Ihren Schwächen aus? Jeder hat Schwächen, oder etwa nicht?

ANGST: Einen Teufel werde ich tun, Ihnen das zu verraten!

T.A.: Angst?

ANGST: Hören Sie auf, ist ja gut. Aber ich warne Sie. Erzählen Sie das niemandem weiter! Ich möchte mein Gesicht nicht verlieren.

T.A.: Keine Sorge! Nur zu.

ANGST: Wie ich erwähnt habe, ist der Freiraum, den mir ein Mensch gibt, meine Stärke. Quasi eine Art fruchtbarer Boden. Der Mensch, der mich bei sich wohnen lässt, schenkt mir seine ganze Aufmerksamkeit. Das mag ich am liebsten. Ich bin ihm wichtiger als er sich selbst. Das ist fantastisch. Ich kann ihn voll und ganz für mich einnehmen.

T.A.: Das war nicht meine Frage!

ANGST: Meinetwegen. Nun gut, schlechter geht es mir immer dann, wenn der Mensch mutiger wird. Wenn er sich traut, mir zu begegnen. Ja, wenn er vor allem herausfindet, dass ich ihm nichts anhaben kann. Das ist für mich das Schlimmste!

T.A.: Hört sich gut an. Mehr Schein als Sein. Bitte weiter!

ANGST: Können Sie sich das nicht denken? Ich verliere doch meine ganze Wirkung. Meine böse Grimasse wird enttarnt und mein Schrecken nimmt ab. Alles, was ich mir zuvor so mühsam aufgebaut habe, fällt wie ein Kartenhaus in sich zusammen. Der Mensch übernimmt wieder das Ruder und mein Raum wird immer enger. Das ist so fürchterlich! Dies geht sogar so weit, dass ich am Ende ausziehen muss. Ich verliere meine Bleibe! Ist das nicht schlimm?

T.A.: Mein Mitleid hält sich in Grenzen! Aber hat Sie der Mensch dann wirklich besiegt?

ANGST: Nein, noch nicht ganz. Mir fällt es wirklich schwer, darüber zu reden.

T.A.: Ist ja nicht mehr lange. Noch 5 Minuten! Reißen Sie sich zusammen.

ANGST: Jetzt werden Sie mir langsam unsympathisch. Ach, egal. Wo war ich stehen geblieben? Ich habe dem Menschen halt Wunden verpasst, die er als tiefe Narben weiter mit sich trägt. Er hat sich durch meine Anwesenheit über die Zeit ganz schön verändert. Das muss er erst einmal verkraften. Ich habe ihm nämlich viel wertvolle Zeit und sehr viel Lebensqualität genommen. Verliert er sich in Trauer, was ich mir erhoffe, erhalte ich meine Chance zur Rückkehr. Ich bin halt so. Jeder denkt doch an sich, oder nicht?

T.A.: Doch, doch, schon gut! Aber das ist ein anderes Thema. Wodurch wird Ihnen denn die Rückkehr völlig versperrt?

ANGST: Das passiert glücklicherweise nicht so oft, und auch nur dann, wenn der Mensch beginnt, sein Leben zu verändern, wenn er ruhiger und gelassener wird, manchmal eine 5 gerade sein lässt, sich nicht mehr so hetzt und vor allem seine Strenge gegen sich selbst verliert! Dann, ja dann gibt es für mich kein Zurück! Dann muss ich zu jemand anderem. Es sind ja noch genügend andere da!

T.A.: ANGST, vielen Dank für das offene und ehrliche Gespräch. Ihrer guten Seite wünsche ich alles Gute und ein baldiges Wiedersehen, ihrer Schattenseite hingegen nur eines: SCHER DICH ZUM TEUFEL!

ANGST: Sie Fiesling...

2017…

Die Gedanken haben einen enormen Einfluss auf unsere Gefühlslage. Das ist kein großes Geheimnis und eigentlich jedem klar.

Manchmal werden wir zum Spielball unseres Lebens degradiert, ohne wirklich etwas dafür zu können. Unsere Lebenssituationen packen uns viel zu gerne am Kragen und bestimmen unser Denken und somit auch unser Handeln. Diese Momente haben die Kraft, uns spielend leicht auszuknocken, den Boden unter unseren Füßen wegzuziehen! Vor Schicksalsschlägen ist niemand gefeit und der Verlauf des Lebens liegt nicht immer in unseren Händen. Das Leben agiert, und wir müssen reagieren. Irgendwie! Denn liegen zu bleiben bedeutet Game-Over! Das ist der Lauf der Dinge, mit dem wir uns, je älter wir werden, immer mehr anfreunden müssen. Was bleibt uns auch anderes übrig?

Und dennoch könnte jeder von uns, so wie es der Volksmund treffend beschreibt, der Schmied seines eigenen Glückes sein. Ein wenig zu pauschal, zu abgedroschen? Meinetwegen. Aber sicherlich nicht falsch. Denn Glück und Zufriedenheit fallen vor allem denjenigen in den Schoß, die diese auch wertzuschätzen wissen.

Der heutige Zeitgeist lehrt hingegen andere Werte und lässt echtes Glück zu einer Wegwerfware verkommen. Die Hast und die kommerzielle Gier nach dem Mehr verschließen uns unsere Augen vor dem eigentlich Wichtigen. Wirklich ankommen tun wir dabei nicht! Das Glück wird verpasst, da unsere Gedanken in ganz anderen Gefilden kreisen. Die manipulierende Kraft unserer Ellenbogengesellschaft hebt die Messlatte unseres Glücksempfindens stetig an und verzerrt den Blick für das wirklich Große!

Unsere Hörigkeit dem Kommerz gegenüber verpestet unser Miteinander und hat die Tore zu einem freieren Leben längst geschlossen.

Der globale Einfluss einer externen Macht setzt sich in unserer Gedankenwelt fest und ist zu unserem eigenen Wahrheitsverdreher mutiert, denn das, was augenscheinlich gut und lebenswert ist, wird entweder übersehen oder oberflächlich ignoriert. Eine finstere Perspektive, die aus dem simplen Pessimisten einen griesgrämigen Schwarzseher macht, und den einstigen Berufsoptimisten als hinterfragenden Skeptiker enden lässt. Das in Kindertagen oft gehörte Gedankenduell zwischen „Engelchen" und dem berühmt berüchtigten „Teufelchen" gerät in eine bedrohliche Schieflage, die der dunklen Seite – die in jedem von uns steckt – immer mehr Kraft verleiht. Ein gefundenes Fressen für alle psychologischen Krankheiten, die auf dem „modernden Boden" unserer Unlust herrlich gedeihen können. Mittlerweile sind es nicht mehr die Situationen, die Erlebnisse, die uns das Leben schwermachen, sondern vielmehr unsere Gedanken, die ihr Urteil darüber fällen.

Ja, wir selbst sind an unserem geistigen Verfall nicht unschuldig!

Denn „Teufelchen" hat gesiegt und versaut uns den Blick für die wirklich wichtigen Dinge.

Und nur, sorry, auch nur, weil wir das zulassen! Weil wir glauben, dass vor allem unser Budget stimmen muss?

Ich habe am eigenen Leib erfahren, wie weit der negative Input einen Menschen selbst nach unten ziehen kann. Die frühere, positive Stimme in mir wurde durch ihr negatives Pendant gnadenlos ersetzt und ließ meine Gefühlswelt, mein gesamtes Glücksemp-

finden elendig verrecken. Der Teufel in mir übernahm das Ruder und wurde dabei immer lauter. Immer energischer, immer bestimmender! Und zwar so lange, bis der letzte Funken meiner alten Identität erloschen war.

Der Gedankenzauber – unserer wenn auch noch so kleinen Welt – hält uns am Leben und macht unser Leben schön. Das sollte uns klar sein! Das sollten wir wertschätzen!

Ihn gilt es, mit aller Macht zu beschützen.

Ist er einmal vertrieben, wird es sehr schwer werden, ihn zurückzugewinnen. Extrem schwer! Und das kostet verdammt viel Energie! Diese Energie sollten wir besser seinem Schutze widmen. Mit aller erdenklichen Macht!!

Denn die Angst wartet nur darauf, auf uns einzudreschen.

Meine Geschichte soll als warnendes Beispiel dienen! Machen Sie es besser, lernen Sie daraus!!

Meine Geschichte zeigt aber auch, dass man sich aus den Schlingen eines Selbstverfalls befreien kann! Das ist natürlich ungleich schwerer! Ohne Frage.

Doch der Aufwand lohnt sich und trägt echtes Leben in sich! Geben Sie nie auf!

Denn jeder Tag unseres Lebens ist diese Mühe wert!

Geben wir ihm die Chance dazu ... Das ist die Message meines Buches! Profitieren Sie davon und geben Sie meiner Geschichte dadurch nachhaltigen Sinn.

Resümee

Ich habe Ihnen nun viele Mosaiksteinchen vorgestellt, die allesamt einen wichtigen Beitrag zu meiner Genesung leisteten, von der eigenen Offenheit angefangen bis hin zum explosiven Aufeinandertreffen mit meinen Ängsten. Keines dieser Vorhaben durfte fehlen, um meine Angst zu besiegen. Die Summe aller Maßnahmen vor, aber vor allem auch nach den Konfrontationen war entscheidend. Ich musste der Trauer und Verzweiflung trotzen und meine Lebenseinstellung verändern. Ja, ich musste mich ändern. Es war überlebensnotwendig! Die Angst regierte nicht nur punktuell, sondern war im Stande, ein ganzes Leidensnetz an Begleiterscheinungen über mich zu werfen. Sie eroberte sämtliche Lebenslagen von mir, so dass es mehrere „Baustellen" zu bekämpfen galt. Mein Mut wurde dabei wie nie zuvor auf die Probe gestellt! Der bewusste Schritt in den Wahnsinn war notwendig, um am Ende erhobenen Hauptes das Feld zu verlassen. Meinem Gegner galt es in die Augen zu schauen. Einem Gegner, vor dem ich mich mehr fürchtete als vor allen anderen in meinem Leben jemals zuvor. Meine Erkrankung war die unbarmherzige Begegnung mit mir selbst, denn ich musste mir nicht nur meinen gesundheitlichen Bankrott eingestehen, sondern mich auch auf die verzweifelte Suche nach meinem verloren gegangenen ICH begeben. Der schwerste Kampf im Leben ist der gegen sich selbst? Absolut. Vor allem dann, wenn von einem selbst nicht mehr viel übriggeblieben ist. Diese Grenzerfahrungen machten mich zu einem anderen Menschen, zu einem Menschen, der sich von einengenden gesellschaftlichen Normen befreien wollte und endlich begann, auf seine eigentlichen Bedürfnisse zu achten. Bedürfnisse, die ich lange missachtet hatte. Ich bin im Nachhinein froh darüber, mich meinen Abgründen gestellt zu haben. Sie waren für mich wie eine reinigende Kraft. Ich lernte, meine Leidensgeschichte zu akzeptieren und sie als Teil meines Lebens zu respektieren. Denn ihr Auftrag war unmissverständlich so formuliert: „Ziehe endlich die Notbremse, du Narr!" Das tat ich.

Diese Kraft wünsche ich Ihnen auch! Ich wünsche mir, dass Sie sich nicht nur in der einen oder anderen Episode meiner Erzählung wiedererkannt haben, sondern dass Sie sie vor allem dazu nutzen, um motiviert die richtigen Weichen zu stellen. Mein Weg aus der Angst war steiniger als all meine Wege zuvor.

Ich wünsche Ihnen alles erdenklich Gute bei Ihrem Ritt aus der Dunkelheit.

Sie werden dabei all Ihren Mut brauchen!!

Ich konnte den Sinn und Zweck meiner Therapie und Fachliteratur nur deshalb verstehen und umsetzen, weil ich bereit war, all meine Kräfte für dieses Ziel einzusetzen! Weil ich den Mut zum Leiden aufbringen konnte. Meine Eigeninitiative war der Schlüssel, ein Schlüssel, der die Türen des Lebens wieder öffnete.

Kapitel 3: Problem Zeitgeist

Seelenheil – Mit Furcht und Zittern

Definitionen über den Sinn des Lebens:

„Die Zukunft hat viele Namen: für Schwache ist sie das Unerreichbare, für die Furchtsamen das Unbekannte, für die Mutigen die Chance.“ Victor Hugo

„Wir verlangen, das Leben müsse einen Sinn haben –
aber es hat nur ganz genau so viel Sinn,
als wir selber ihm zu geben imstande sind.“ Hermann Hesse[11]

Sind es nicht die „kleinen“ Dinge des Lebens, die das Leben lebenswert machen? Doch was bedeutet in diesem Zusammenhang überhaupt „klein“? Das ehrlich gemeinte Kompliment, eine von Herzen geschenkte Aufmerksamkeit, die wohltuend innige Umarmung oder gar der wirklich wahrgenommene und Glück auslösende Gute-Nacht-Kuss des eigenen Kindes? Ich denke, wir sind uns darüber einig, dass wir die Auflistung dieser Momente endlos erweitern könnten. Des Weiteren trifft hier meines Erachtens die Bezeichnung „klein‘“, überhaupt nicht zu, denn es sind allesamt große Gesten und Gefühle, die unserem Leben eigentlich einen besonderen Rausch von Glückseligkeit verleihen sollten. Ich gehe sogar noch einen Schritt weiter und behaupte, dass uns allein diese Dinge den wichtigsten, vor allem aber dauerhaftesten, Reichtum im Leben verschaffen. Ob wir dabei viel oder wenig Geld in unseren Taschen haben, spielt keine Rolle. Es ist

[11] (Beide Zitate aus: http://www.sinnforum.de/html/sinn_des_lebens_zitate.html, Abrufdatum 04.02.2013)

vielmehr entscheidend, ob wir diese Gefühle, diese Überzeugung überhaupt noch an uns heranlassen oder uns eher von den allgemeinen Gesetzmäßigkeiten unterwerfen lassen, die mittlerweile jeden unserer Lebensbereiche befallen haben. Lassen wir uns beispielsweise bei zu wenig Barem unnötig und dauerhaft herunterziehen, wird unser Frust den Reichtum dieser Momente zerstören. Andererseits kann auch der Erfolg unsere Blicke trüben, und den Moment menschlicher Wärme desinteressiert abstoßen. Glücklich und zufrieden wird letztendlich nur derjenige sein, der, egal wie ihm das Leben spielt, die Wertschätzung diesem gegenüber nie verliert. Die Realisierung des „Normalen", des „Natürlichen", des „Lebendigen", wie auch immer, verliert jedoch immer mehr an Bedeutung und ist sicherlich das mit Abstand größte Versäumnis, dass wir uns in unserem Leben schamlos leisten, denn die Strahlkraft unseres auf Schnelllebigkeit und Funktion gedrillten Zeitalters verwehrt uns die Muße für diese Momente immer mehr. Doch auch, weil wir es zulassen. Der Kopf ist vollgestopft mit Regeln, die unseren Hohlkörper willenlos geleiten, unsere Ausdruckskraft ähnelt einer Platitude, die die Distanz untereinander bedenklich vergrößert, und die von uns legitimierte Inthronisierung des Geldes lässt viel zu vieles darunter als nebensächlich erblassen. Der Kontostand und das Prestige sind zu Trophäen geworden, die andere, ihnen nicht nutzende Werte völlig isolieren. Der Kommerz hat die Seelen zugemauert und lässt anderweitige Emotionen als simples Zubehör verkommen. Aufwand ohne Bezahlung? – „Ich bin doch nicht blöd!", und die ahnungslose Masse krümmt sich vor Lachen. Die daraus resultierende Taubheit ist schon lange zu einer Sehnsucht geworden, bei der die Suche nach dem Was und Warum hoffnungslos ist. Eine beklemmende Situation, in der sich der Mensch zu einer Befehls empfangenen Silhouette entwickelt hat, durch die das Glück dieser Erde geistesähnlich, aber mit schmerzenden Schauer hindurchzieht. Die Zeit der Ängste und des Ausbrennens hat uns fest im Griff, weil wir es nicht mehr anders gewohnt sind, die Ursachen unseres Verfalls nicht begreifen! Ja, schmerzende Unwissenheit erzeugt Angst, die wir in unserer Dämlichkeit noch wichtigtuend verkaufen. Die Fesseln der Zeit haben uns fest im Griff, weil wir sie willenlos dulden! Ihren Boom schimpfend, aber bewusst unterstützen!

Für mich steht es außer Frage, dass uns die Versäumnisse unseres Lebens, früher oder später, einholen werden. Sind Sie bereit, die lebensrettende Handbremse zu ziehen? Sind Sie bereit, Ihrem Dasein endlich wahren Sinn zu verleihen?

Der Verlauf meines Lebens hat mir die Einsicht geschenkt, dass eine unterwerfende Hast niemals zu dauerhafter Zufriedenheit führen wird. Verantwortlich für die aus heutiger Sicht befreiende Gabe waren nicht die Höhepunkte meines Lebens, sondern der aufopferungsvolle Kampf gegen die Abgründe meiner zuvor fremdgesteuerten Persönlichkeit. Die Tiefpunkte, vor allem aber der lange Weg aus dessen Befreiung, haben mich geprägt und meinem Leben einen völlig neuen Sinn verliehen. All meine Versäumnisse und Fehler kamen ans Licht und hatten meine Gefühle gedreht. Glauben Sie mir, ich weiß, wovon ich spreche. Ich weiß, dass der Weg zur Selbsterkenntnis weh tut, am Ende aber die Tore des wahren Lebens öffnet. Es war beinahe so, als hätte ich, rein bildlich gesehen, eine viel zu lang beschlagende Brille endlich abgesetzt und einen neuen Blick auf die Dinge unseres Tuns wie von Zauberhand gewonnen. Ein ungewohntes, ja, ein sogar befremdendes Gefühl, dass in den Anfängen sogar mit Angst behaftet war. Eine Art von Wiedergeburt, die sich mit voranschreitender Zeit immer besser anfühlen sollte.

Die Tragweite unserer erkauften Hörigkeit hat dennoch das übliche Ausmaß an „normaler“ Vernunft gesprengt. Der Einfluss des Geldes hat uns, und da gibt es nichts zu relativieren, in den großen, aber auch in den kleinen Entscheidungen vereinnahmt und uns unsere Eigenständigkeit aus dem Leib gerissen. Der eigentliche Wert unserer Existenz wird dabei verstoßen. Der Duft nach Freiheit „Das bin ich, das will ich!“ ist blockiert und lässt sich von einem angepassten Miteinander verleiten. Ideale leben? Ideale vermitteln? Der Wunsch, sich selbst zu spüren, scheint längst passé! Der geldwerte Vorteil, den uns unsere Gesellschaft aufdrängt, zieht sich immer fester um unseren Hals und lässt unser Leben, ohne dass wir es bemerken, an uns vorbeiziehen. Eine schlimme Realität, die durch unsere gekünstelten Fassaden obendrein noch verschlimmert wird, denn der wissentliche Verlust unserer Ideale wird, mit einer Arroganz auf den Lippen, wissentlich verhöhnt.

Jammerschade, denn die Zeit unseres Daseins ist, auch wenn wir es noch so oft ignorieren möchten, begrenzt. Hand aufs Herz. Geht es Ihnen nicht auch so, dass man, so jenseits der 30, zum ersten Mal richtig spürt, wie schnell die bisherige Zeit eigentlich vergangen ist, und, was ich als noch wesentlich einschneidender empfinde, um wie viel schneller die Jahre, die noch kommen mögen, womöglich vergehen werden? Das im Kindesalter empfundene Gefühl einer Unendlichkeit ist längst verglüht und die Binsenweisheit „Das Leben ist zu kurz, um sich zu ärgern!“ erfährt spürbaren Sinn. Der Blick auf alte Zeiten lässt die Zeit, gerade rückblickend, noch kürzer erscheinen und gibt uns einen bitteren Vorgeschmack auf unsere letzten Stunden, die den Zeitraffer eines langen Lebens in Kurzfilmform zusammenfassen werden. Die Zeit ist ohne Zweifel das vielzitierte scharfe Schwert, die wir bei unserer Gier nach mehr, zu oft, sogar noch verkürzen. Die Fakten unseres Daseins lassen sich nicht beiseite wischen. Die Zeit ist ein wertvolles, begrenztes Gut, dem wir viel mehr Wertschätzung entgegenbringen müssten. Der Blick zurück, der Blick nach vorne, alles Kokolores. Was wirklich zählt, ist das Hier und Jetzt. Das Leben findet heute statt, und nicht mit dem Beginn des heiß ersehnten Rentenalters. Jeder neue Tag gibt uns die Möglichkeit, unser eigenes Bühnenspiel zu zelebrieren, das es aber mit Substanz zu füllen gilt. Warum lassen wir uns also extern leiten, anstatt unseren eigenen Weg zu gehen? Warum heulen wir feige mit den Wölfen, anstatt mit Mumm den Drang unsere Art von Freiheit auszuleben? Und sei es nur bei den ganz banalen Dingen. Und warum erlauben wir es dem Materialismus, unseren Gemütszustand zu kontrollieren, anstatt den eigenen Instinkten nach der Lust am Leben zu folgen? Das sind alles Fragen, die uns mit der Zeit einholen werden, gesetzt den Fall, unser Gespür zum Eigentlichen ist dann überhaupt noch da, denn das Leben, und da wiederhole ich mich gerne, ist und bleibt zu kurz für Kompromisse! Talente auszuleben, anstatt sie verrotten zu lassen? Warum denn nicht? Endlich mal Nein sagen, anstatt immer nur brav zu nicken? Längst überfällig! Und letztendlich die Einflüsse des Geldes selbst zu beherrschen, anstatt sich von ihnen beherrschen zu lassen. Einfach mal dem Herzen zu folgen und alle Höhen und Tiefen dabei anzunehmen, denn auch das gehört zum Leben dazu! Gemütslagen zu durchleben, die unserem eigenen Gedankengut und Verhalten entsprungen sind, und sich dadurch echt und nach uns selbst anfühlen. Ja, Fehler zu machen, die unseren eigenen Namen tragen! Oder steht uns der Weg der Angepasstheit einfach besser? Was denken Sie? Meiner Meinung nach nicht. Ich schreie es sogar hinaus: „Auf gar keinen Fall!“ Die Frage, die ich mir in diesem Zusammenhang häufig stellte, war: „Wie soll man persönlichen Frieden finden, ohne selbst für etwas Eigenes gestanden zu haben?“ Die Umsetzung erscheint logisch, erscheint leicht, ist aber augenscheinlich doch so schwer. Warum?

Unsere Angst steht uns im Wege, sie gilt es wegzuwischen. Beispielsweise so: Versuchen wir, unser Leben mal aus einer anderen Perspektive heraus zu betrachten. Ein wenig Science-Fiction und der Wille zum bewussten Spinnen werden uns dabei behilflich sein.

Folgende Situation: Der Mensch hat den Mond zu seinem Eigentum gemacht und die Möglichkeiten, die sich dort bieten, genutzt, um die Geschehnisse im All und auf der Erde mit Hilfe eines High-Tech-Fernglases auf einer zeitreduzierenden Forschungskapsel zu beobachten. Eine einmalige Attraktion. Nur wenige eines ganz illustren Kreises kommen in den nie zuvor gekannten Genuss, Raum und Zeit völlig neu zu entdecken. 10.000.000 Euro kostet der Spaß und setzt zudem voraus, Abschied vom bisherigen Leben auf der Erde zu nehmen. Die Aussichtkapsel ermöglicht den Kandidaten, dem öffentlichen Treiben der Menschen hautnah zuzuschauen. Der überdimensionale Zoomfaktor des Gerätes ist dabei nicht nur in der Lage, den gesamten Aktionsradius der Menschen einer gesamten Erdhälfte zu erfassen, sondern auch den einzelnen Menschen messerscharf herauszufiltern. Das ultimative Verlangsamen der Zeit, dass die innere Sphäre der Kapsel hergibt – eine Stunde entspricht hier einem Jahr auf der Erde –, kann optional veranlasst werden und ist besonders für die Aussteiger dieses auserwählten Kreises von großem Reiz. Ein bisschen Gott spielen zu wollen, ist für diesen Menschenschlag ja nichts Neues. Die Erkenntnisse sind dennoch berauschend und der Geist unserer Zivilisation tritt sichtbar hervor. Das große Ganze ähnelt einem stromlinienförmig verlaufenden Ameisenhaufen, der unser Schwarmfischverhalten aufzeigt. Das Ausreizen der Zoomfunktion zeigt den Einzelnen mit all seinen Facetten. Die Masse outet sich, je nach Standort, durch synchrone Hysterie, deren Tragweite sich von ausschweifender Freude bis hin zum emotionsgeladenen Stresspaket ausbreitet. Ein Bundesligastadion oder der nach einem überraschenden Wintereinbruch nervtötende Stau könnten exemplarisch dafür stehen. Die Nahaufnahme des Einzelnen zeigt die Freude, die Gleichgültigkeit und das Leid, das sich durch die Interpretation von Mimik, Gestik, und Verhaltensweisen spielend leicht deuten lässt. Ein heiteres Hin- und Herzoomen in einer auf Wunsch veränderten Zeituhr lässt somit ein Widescreen-Format wie auch den neugierigen Blick in die Augen eines Menschen zu. Der Schnelllauf-Effekt unserer Menschenleben rundet das Programm spektakulär ab und der aufkommende Gruseleffekt lässt nicht lange auf sich warten. Das Kopie behaftete Nachahm-Verhalten sticht besonders hervor und beweist, dass das geistige Klonen der Vorreiter des organischen Klonens sein muss. Nein, das große Durcheinander, das sich vor allem durch individuelle Frische und freizügige Einzigartigkeit auszeichnet, ist nicht erkennbar, und auch die Sicht auf den Einzelnen hebt die Austauschbarkeit unserer einheitlichen Masken hervor. Die daraus resultierende Erkenntnis beweist dem erschrockenen Betrachter, dass die von ihm auf Erden empfundene Wichtigkeit und Größe seines Lebens von hier oben als nichtig und klein bewertet werden muss. Der Blick aus dem All relativiert die uns vorgegebenen Wege und lässt sie, in Kombination mit dem beschleunigten Zeitgefühl, als absurd erscheinen. Der Sinn unserer Mit-Mach-Absichten, die bohrende Penetranz unseres von Nöten und Sorgen erfüllten Sicherheitslebens löst von hier oben nur kopfschüttelndes Unverständnis aus. „Wie konnte ich nur so blöd sein?“, schießt es den meisten beim Blick auf das Treiben auf der Erde hämmernd durch den Kopf...

Eine verrückte Vorstellung ohne Wert? Ja. Aber eine Vorstellung mit Tiefsinn. Denn im Vergleich zum großen Ganzen kommt unsere Art von Existenz diesem Perspektivwechsel ziemlich nah. Entschuldigung, aber verglichen mit der Ewigkeit sind unsere Leben so klein wie ein Staubkorn. In Anbetracht einer wohlformierten Masse darf der Begriff Kopie verwendet werden, und hoffentlich als negativ empfunden werden. Und der Blick in die Gesichter beweist häufiger als erwünscht, dass in unserem durchstrukturierten Leben so manches, um es gelinde auszudrücken, im Argen liegt. Wovor also Angst haben? Etwa davor, nicht mehr so viel Zeit verschwenden zu müssen? Weniger Kompromisse einzugehen? Das Adrenalin einer couragierten Veränderung in den Adern zu haben und somit sich selbst endlich wieder zu spüren? Ich glaube nicht. Nein, es ist und bleibt der liebe Euro, der uns abgerichtet hat wie einen konditionierten Hund. Hey! Sie sollen sicherlich keine Bank überfallen. Sie sollen Ihrem Chef, obwohl er es vielleicht verdient hätte, keine Ohrfeige geben. Und Sie sollen sich auch bitte nicht in einem Kloster verbarrikadieren. Sie sollten lediglich mal überlegen, wie sehr der Einfluss anderer Ihre Handlungen steuert, und wie wichtig Ihnen diese Personen überhaupt sind. Sie sollten nur einmal darüber nachdenken, welche Arten von Veränderungen überhaupt bestehen würden, welches Ausmaß, aber auch welche Chancen diese mit sich bringen würden. Denn die kleinste Veränderung, die Ihren Namen trägt, könnte Ihrem Selbstwertgefühl guttun, Ihre Lebensqualität vielleicht schon verbessern. Endlich mal einen Stempel, eine persönliche Note zu setzen, die sich nach Ihnen anfühlen und frei von finanziellem Vorteilsdenken sind. Ja, das wäre ein Anfang, das wäre ein wahres Lebenszeichen. Ein Befreiungsschlag, der andere mit in seinen Bann ziehen könnte, und ihren Kindern den Wunsch nach echten Idealen schmackhaft macht.

Tasten Sie sich von den kleinen Gesten zu den großen voran, mit Hilfe eines neuen Regelwerkes.

Die 10 Vorschläge einer „gesunden" Selbsterhaltung:

1. Mein Selbstwertgefühl ist nicht von meinem Kontostand und der Meinung anderer abhängig.
2. Ich versuche, mein Leben nach meinen Idealen zu leben, auch, wenn mich dieses Ziel den einen oder anderen Euro kosten kann.
3. Ich möchte in erster Linie einen Beruf ausüben, der meinen Interessen und Talenten entspricht.
4. Ein unbequemes „Nein" ist mir lieber als ein pflegeleichtes, aber geheucheltes „Ja".
5. Ich bemühe mich, meine Kinder zur Eigenständigkeit zu erziehen. Ich muss mit ihnen auch nicht vor anderen glänzen.
6. Ich verzichte auf niveauloses Fernsehglotzen, weil ich meinen Kindern ein moralisches Vorbild sein möchte.

7. Sportliche Aktivitäten bedeuten für mich eine kostenlose Wellness, denn mein Körper ist mein größtes Luxusgut und viel wichtiger als das, womit ich ihn „schmücke“.
8. Ein Ausflug in die Natur spendet mir mehr Kraft und Ruhe als ein üppiges Shopping im Trubel der Stadt.
9. Mein Outfit muss in erster Linie mir gefallen und nicht dem von Mode berauschtem Rest.
10. Ich mache das ewige Wettrüsten neuer Technologien nicht mit, ich komme mir auch mit älteren Fabrikaten nicht alt vor.

Der authentische Einsatz unseres Gespürs kann Glück bescheren. Die von einer breiten Masse als unpopulär angesehenen Maßnahmen setzen aber eines entschieden voraus: Folgen Sie Ihrem Gewissen! Was haben wir denn zu verlieren? Am Ende unseres Lebens kommt für jedermann der Sensenmann, und der duldet auf dem Weg in die ewigen Jagdgründe bekanntermaßen keinerlei Mitbringsel. Den Gläubigen unter uns mag dieses leichter fallen, da sie das Leben viel mehr als Prüfung ansehen, statt als Vorbereitung auf das, was danach kommt. Ich glaube, dass diese Menschen gestärkter durchs Leben gehen, weniger Manipulation verspüren und sich mehr an der Tatsache, das Leben so zu schätzen, wie es ist, erfreuen. Geld ablehnen wird aber verständlicherweise auch von denen niemand. Ein Profitdenken in den Mittelpunkt aller Interessen zu stellen, erscheint aber ebenso fremd. Der Ungläubige hat im Leben einer anderen Verführung zu wiederstehen. Wohl wissend, dass es kein Danach gibt, versucht er seine Trümpfe im Leben wahrscheinlich eher auszuschlachten und ist den Reizen dieser Zeit mehr verfallen. Aber auch hier muss die Frage „Möchte ich mir selbst oder dem Rest gefallen?“ erlaubt sein und mit Sicherheit ist sie nicht abwegig, aber natürlich Ansichtssache. Die Angst vor einem Neuanfang, ganz gleich in welcher Form, ist aber auf Grund jeglicher Endzeit-Theorien unnötig. Oder was denken Sie? Warum sehen wir das Leben nicht als Chance an, anstatt als selbstverschuldetes Mit-Mach-Opfer zu enden? Warum nicht mal ein bisschen Furcht und Zittern verspüren, anstatt alles nur brav abzunicken? Eine Furcht und ein Zittern, die von der eigenen Überzeugung geprägt wurden, den eigenen Geist repräsentieren, und dem Leben allein dadurch schon mehr Sinn verleihen. Natürlich muss jeder mit den Konsequenzen leben können, das steht außer Frage.

Warum wir uns aber von Menschen manipulieren lassen, die selbst manipuliert sind, klingt für mich auf jeden Fall idiotisch.

Mit Furcht und Zittern? Jetzt oder nie!! Die Chance, zu wählen, kann uns eigentlich niemand nehmen!

Und könnte uns so manches ersparen …

Kapitel 4: Warnsignale

Körperliche oder seelische Warnsignale werden von vielen Menschen gerne ignoriert. Dem eigenen Abgrund ins Auge zu schauen, fällt naturgemäß nicht leicht. Das bei dem ein oder anderen die Bombe der Selbsterkenntnis dann irgendwann explodieren muss, ist gerade heutzutage nur normal. Und sogar wichtig! Denn sie kann auch eine reinigende Wirkung haben. Den Dreck herauswischen.

Falls man es denn dann übersteht…

Der Industriekaufmann

Ich wünsche Ihnen, dass Sie frühzeitig auf die Alarmzeichen Ihres Körpers hören!

Christian arbeitet seit vielen Jahren als Disponent bei einem großen Unternehmen. Er berichtet über den zunehmenden Leistungsdruck in seiner Branche. Einen Leistungsdruck, der auch ihn vor geraumer Zeit in die Knie zwang. Glücklicherweise fand er relativ schnell aus dieser Misere heraus. Der totale Kollaps blieb ihm erspart. Wie es dazu kommen musste, welche Gefühle ihn überwältigt hatten, aber vor allem, welche Lehren er daraus gezogen hat, erfahren wir im folgenden Interview.

Frage 1: Hallo Christian, schön, dass du Zeit gefunden hast. Was macht die Arbeit?

Christian: Momentan kann ich mich nicht beschweren. Die Auftragslage ist gut und die Arbeit macht seit Längerem wieder Spaß.

Frage 2: Erzähle doch mal kurz von deinem beruflichen Werdegang. Seit wie vielen Jahren bist du in deiner Branche tätig?

Christian: Ich arbeite mittlerweile seit 12 Jahren als Disponent. Dazu gekommen bin ich eigentlich wie die Jungfrau zum Kind. Dazu muss ich etwas weiter ausholen. Nach meiner Ausbildung zum Industriekaufmann musste ich, mittlerweile 24 Jahre alt, doch noch meinen Wehrdienst antreten. Das passte mir natürlich überhaupt nicht in den Kram, da ich mich danach wieder neu bewerben musste. Meine Jobsuche stellte sich als enorm schwierig heraus und es hagelte Absagen ohne Ende. Das hatte mich damals sehr belastet. Die Tage wurden immer länger und ich freute mich eigentlich nur auf die Abende, an denen ich mich mit Freunden traf. Aber auch das wurde mir bald zum Gräuel. Alle unterhielten sich über ihren Beruf. Gespräche, an denen ich nicht teilnehmen konnte. Ich fühlte mich isoliert. Trotz meiner guten Zeugnisse war eine Verbesserung meiner Situation nicht in Sicht. Im Herbst sollte sich meine Lage aber urplötzlich verändern. Diesen Tag vergesse ich nie! Ich erhielt einen Anruf von meinem früheren Ausbildungsbetrieb, der eine Disponenten-Stelle neu besetzen wollte. Das Vorstellungsgespräch ließ nicht lange auf sich warten, die Zusage schien reine Formsache. Alles lief glatt und nach wenigen Tagen durfte ich meinen lang ersehnten Dienst antreten. Ich war überglücklich und sehr dankbar und wollte einen richtig guten Start hinlegen. Schon nach wenigen Wochen bemerkte ich, dass ich für diese Aufgabe Talent besaß und wurde immer ehrgeiziger. Ich schwor mir: „Ich werde meine Chance nutzen. Ich werde hier was bewegen!" Ich wollte Karriere machen.

Frage 3: Bist du zufrieden mit deinem Beruf? Was sind die Vorzüge?

Christian: Grundsätzlich bin ich sehr zufrieden mit meinem Job. Besonders faszinierend empfinde ich die Möglichkeit, global zu kommunizieren. Ich betreue Kunden weltweit, verständige mich mehrsprachig und habe dadurch auch eine Menge unterschiedlicher Mentalitäten kennen gelernt. Von den Geschäftsreisen, die zwar nicht die Regel sind, ganz zu schweigen. Ein weiterer Vorzug ist, dass ich im regelmäßigen Austausch mit meinen Kollegen stehe, auch mit denen der anderen Abteilungen, um die Wünsche unserer Kunden zu erfüllen. Dies alles ist auch heute noch sehr spannend und abwechslungsreich. Aber es ist auch stressbehaftet und mit viel Verantwortung verbunden. Allein meine E-Mail-Box, um nur ein Beispiel zu nennen, wird 24 Stunden am Tag gefüttert. Ja, ja, so sieht er halt aus, der Preis der Globalisierung!

Frage 4: Dein persönlicher Aufwand wurde in den letzten Jahren sicherlich nicht geringer. Woran ist das festzumachen?

Christian: Da ist zum einen das stetig gewachsene Anspruchsdenken unserer Kunden. Immer mehr Flexibilität und beste Qualität zu günstigsten Preisen! Auf der anderen Seite müssen wir beispielsweise unsere Bestände so gering wie möglich halten, um unsere Effizienz zu wahren. Das reibt sich mittlerweile immer mehr. Ein weiterer Faktor ist aber auch die enorme Entwicklung der Kommunikationstechniken. Wenn ich mich zum Beispiel an meine Anfänge zurückerinnere, ist das ein Unterschied wie Tag und Nacht. Damals war ich, und das als Jungspund, der Einzige, der einen PC mit E-Mail-Anschluss hatte. Sogar ein Großteil der Kundschaft war damit noch nicht ausgestattet. Heute sind 40 bis

50 E-Mails pro Tag keine Seltenheit mehr. Viele E-Mails müssen ja nicht nur gelesen werden, sondern auch fachgerecht beantwortet werden. Zudem werden viele Mails immer mehr missbraucht. Ich denke dabei ganz bewusst an die nervenden Absicherungs- und Verteiler-E-Mails. Man wird in alles involviert und wird, vor allem, wenn etwas schiefgeht, auch zur Rechenschaft gezogen. Abteilungsübergreifend! Oftmals ein Wahnsinn. Darunter leidet natürlich auch das Tagesgeschäft, also meine logistischen Aufgaben. Dennoch muss ich alles unter einen Hut kriegen, denn der nächste Tag kann wieder genauso verlaufen. Noch problematischer wird es, wenn der längst fällige Urlaub ansteht. Gerade in den beruflich heißen Phasen traute man sich früher fast gar nicht mehr, überhaupt noch in den Urlaub zu fahren. Trotz akribisch vorbereiteter Übergabe hatte ich immer meine Bedenken. Funktionierte alles? Welcher Wust an Arbeit erwartete mich danach? Auch mein Handy durfte im Urlaub nicht ausgeschaltet bleiben, ich musste ja erreichbar sein. Erholung sieht sicherlich anders aus. Erholung, die ich dringend gebraucht hätte!

Frage 5: Der Druck ist demnach enorm gewachsen. Wie bist du damit umgegangen? Konntest du diesem standhalten?

Christian: Das fiel mir mit der Zeit immer schwerer. Sich permanent zerreißen zu müssen war mittlerweile Voraussetzung, um dem ganzen Drumherum gerecht zu werden. Erschwerend hinzu kam aber noch mein persönlicher Anspruch. Gutes war selten gut genug. Ich war unglaublich perfektionistisch eingestellt. Eigentlich verrückt, denn firmenintern wurde ich niemals kritisiert. Ganz im Gegenteil! Meine Arbeit wurde immer honoriert und Gehalterhöhungen waren die Regel. Dennoch wurmte mich jede

Art von Malheur, auch wenn es noch so klein war, da ich immer das Bestmöglichste anstrebte. Ich lebte mein Motto: Geht es der Firma gut, dann geht es auch mir gut! Das konnte ich von vielen meiner Kollegen nicht behaupten. Sie glänzten eher durch Oberflächlichkeit und Inkompetenz! Für mich nicht nachvollziehbar und ärgerlich. Es war ein Kampf gegen Windmühlen, der immer mehr an meinen Nerven zerrte.

Frage 6: Dann kam die Zeit, in der du merktest, dass dein eigener Akku leer war. Gab es Anzeichen dafür?

Christian: Im Nachhinein gesehen schon. Damals hatte ich sie missachtet, es gehörte halt dazu. Die Wellentäler meiner Gemütslage wurden aber immer tiefer, spürbar tiefer. Meine frühere Leichtigkeit war weg und jeder Handgriff wurde zunehmend anstrengender. Ein beunruhigendes Gefühl! Ich verlor nicht nur die Kontrolle über meinen Beruf, sondern auch über mich selbst. Ich wurde immer unruhiger, vor allem auf den Heimwegen, bei denen ich Zeit zum Grübeln hatte. Mein Magen rebellierte und ich hatte das Gefühl, aus meinem Körper ausbrechen zu wollen. Meine angestiegene Unzufriedenheit wurde so langsam zu einer Ohnmacht, die mir meine Grenzen aufzeigte.

Frage 7: Thema Ohnmacht. Dein Körper begann also zu rebellieren. Was geschah genau?

Christian: Mein Leben ging den Bach runter. Auf den Heimfahrten musste ich weinen, auch am Arbeitsplatz. Das durfte mir dort natürlich keiner anmerken. Keiner sollte mein Leid sehen. Ich hatte Angst vor diesen Momenten. Aus meinem Privatleben zog ich mich immer mehr zurück. Ich wollte keine Menschen mehr um mich haben, sondern meine Ruhe. Es war echt extrem. Einkaufen, ein Treffen mit Freunden? Nicht mehr möglich. Ich war viel zu erschöpft und ausgelaugt. Ich zog mein Schlafzimmer vor, um mir die Bettdecke über den Kopf zu ziehen. Auf berufliche und private Fragen reagierte ich zunehmend aggressiver. Ich musste mir irgendwie Luft verschaffen. Ich war unausstehlich! Schriftstücke, die mittlerweile schon wochenlang auf meinem Schreibtisch lagen, konnte ich weder bearbeiten, noch konnte ich sie anfassen. Ich hatte eine Abscheu davor, was mich noch mehr besorgte.

Frage 8: Welche Gedanken gingen dir durch den Kopf? Hattest du Existenzängste?

Christian: Ich fühlte mich noch nicht dazu bereit, mich vor anderen Leuten zu öffnen. Also begann ich, im Internet nach Antworten zu suchen. Ich stieß auf Begriffe wie Burnout oder Depression. In den Erklärungen, die dort gegeben wurden, fand ich mich wieder. Bei 80 % aller beschriebenen Symptome konnte ich einen Haken dahinter machen. Das erschreckte mich ungemein und ging mir durch Mark und Bein. Natürlich kamen dadurch Existenzängste in mir hoch. Quälende Fragen wie „Kann ich meinen Job überhaupt noch machen?“, „Was wird werden?“, „Wie reagieren meine Freunde?“, „Verliere ich mein Gesicht?“ machten mir mein Leben damals zur Hölle. Es hätte mir wahrscheinlich das Genick gebrochen, wenn sich zum damaligen Zeitpunkt noch jemand über mich lustig gemacht hätte.

Frage 9: Glücklicherweise konntest du frühzeitig die Notbremse ziehen. Wie ist dir das gelungen?

Christian: Zuerst dachte ich an einen Termin bei einem Psychotherapeuten. Ob ich den aber aus eigener Kraft zu Stande gebracht hätte, wage ich zu bezweifeln. Ich konnte ja noch nicht mal mehr meine Steuererklärung selber machen. Meine Mutter musste mir dabei helfen. Dennoch war der offensive Umgang mit meinen Problemen entscheidend. Unfreiwilliger Auslöser war ein Streitgespräch mit einem langjährigen Freund. Der gab mir deutlich zu verstehen, dass er sich über mein Auftreten schon seit Längeren sehr ärgerte. Er fragte energisch nach den Gründen. Ich wollte, obwohl ich mich überrumpelt fühlte, diese langjährige Freundschaft nicht aufs Spiel setzen und begann zu erzählen. Obwohl es mir sehr schwer fiel, erklärte ich ihm mein ganzes Dilemma. Mein Freund war sehr verständnisvoll. Gott sei Dank! Denn das verschaffte mir endlich Luft. Es war wie eine Erlösung. Meine Schauspielerei hatte ein Ende, was mir spürbar gut tat! Weitere Personen sollten folgen. Mein Chef, der, wie sich anschließend herausstellte, auch schon ähnliches erlebt hatte. Meine Mutter, die sich, obwohl sie davon keine Ahnung hatte, sehr verständnisvoll zeigte. Diese Gespräche machten mir klar, dass ich vieles in meinem Leben zu verändern hatte. Ich hatte glücklicherweise noch frühzeitig genug den Absprung geschafft, den kompletten Ausbruch der Krankheit vermeiden können. Ich hoffe, dass das auch so bleibt.

Frage 10: Ja, das hoffe ich auch. Dennoch, du hattest einen schmerzhaften Denkzettel erhalten. Was hat sich seitdem verändert? Die Belastungen deines Berufsalltages werden sich wohl kaum verändert haben. Ganz konkret: Wie schützt du dich seitdem, um diese Art von K.O. in der Zukunft nicht mehr erleben zu müssen?

Christian: Das, was ich gehört oder gelesen habe, habe ich mir auch zu Herzen genommen. Für mich stand fest: Ich musste meine Einstellung verändern. Ich habe gelernt, nein, ich habe mich gezwungen zu lernen, lockerer zu werden. Meine Verbissenheit wurde fast zu meinem Ruin! Heute lasse ich auf der Arbeit auch mal eine 5 gerade sein. Ich versuche, zeitiger Schluss zu machen, und kann auch besser abschalten. Was du heute kannst besorgen, das verschiebe nicht … Vergiss es, da mache ich nicht mehr mit. Ich lasse mich nicht mehr so hetzen und denke mehr an mich! Der berufliche Stress ist zwar nicht weniger geworden, aber ich versuche, ihn nicht mehr so stark an mich heranzulassen. Es gibt Wichtigeres! Meine Gesundheit zum Beispiel …!

Ich danke dir für deine ehrlichen Worte!

Der Krankenpfleger

Ich wünsche Ihnen, dass es so weit niemals kommen wird!

In diesem Interview werden keine medizinischen Analysen vorgestellt, sondern über den stationären und geschlossenen Aufenthalt von psychisch erkrankten Menschen berichtet, die ohne medikamentöse Behandlung keine Heilungschancen mehr haben. Ich befragte den Krankenpfleger Marius M., wie es hinter den Kulissen einer psychiatrischen geschlossenen Anstalt aussieht. Mit welchen Schwierigkeiten haben Patienten und Mitarbeiter zu kämpfen? Werden alle Möglichkeiten einer optimalen Genesung ausgenutzt oder verhindern beispielsweise soziale oder organisatorische Defizite dieses Ziel? Mich interessierte besonders, mit welcher sozialen Kompetenz einer zerstörten Seele begegnet wird. Ich meine hier in erster Linie die allgemeine Atmosphäre, in welcher der Umgang zwischen Patient und Personal stattfindet. Kann unser Gesundheitswesen dabei glänzen oder lässt der kühl kalkulierte Finanzplan eines Unternehmens mit dem Namen Krankenhaus dies nicht mehr zu? Psychologische Erkrankungen breiten sich immer mehr aus. Wird dem entsprechend entgegengewirkt? Marius M. ist seit vielen Jahren in dieser Berufssparte tätig. Er wird über die positiven, aber auch über die negativen Ereignisse der vergangenen Jahre berichten. Wirkliche Hilfe ist nämlich meistens erst dann möglich, wenn die institutionellen Rahmenbedingungen stimmen. Die kommenden 10 Fragen und Antworten sollen erste wichtige, wenngleich subjektive Eindrücke von Marius M. vermitteln.

P.S.: Ich habe mich bewusst für die Befragung eines Krankenpflegers entschieden, da ein solcher meiner Meinung nach am besten die persönlichen Bedürfnisse eines Patienten beurteilen kann.

Frage 1: Guten Tag, Herr M. Vielen Dank, dass Sie sich für unser Gespräch Zeit genommen haben. Seit wie vielen Jahren sind Sie als Krankenpfleger in der Psychiatrie tätig?

Marius M.: Ich arbeite seit 15 Jahren auf der psychiatrischen Station. Davon 11 Jahre auf der offenen Station und seit 4 Jahren nun auf der geschlossenen, die für die psychiatrischen Notfälle zuständig ist.

Frage 2: Was sind die Sonnen-, was die Schattenseiten Ihres Berufslebens?

Marius M.: Da muss ich etwas weiter ausholen. Grundsätzlich war es mein Ziel, durch meine Berufswahl Menschen helfen zu können. Das machte mir während meiner Ausbildung, in der ich viele Abteilungen durchlief, sehr viel Freude. Beispielsweise in der Chirurgie, auch wenn es nur ein Verbandswechsel war. Ich ging häufig mit einem guten Gefühl nach Hause. In der Psychiatrie kommen diese Erfolge leider nicht mehr so oft vor. Es kommt selten vor, dass wir einen Patienten stabilisiert ins Leben zurückschicken können. Das ist häufig sehr frustrierend. Wir haben es hier größtenteils mit chronisch Erkrankten zu tun, die sehr oft wiederkommen. Dabei gilt es in erster Linie, die Gemütslage der Patienten zu stabilisieren. Insbesondere auf der Geschlossenen bin ich nun eher in der Rolle des „Schließers" als in der des netten, helfenden Pflegers, da der Großteil der Patienten gegen ihren Willen hier ist. Und wie schon erwähnt, ist eine vollständige Genesung meistens nicht möglich. Da können andere Abteilungen von mehr Erfolgserlebnissen berichten.

Frage 3: Wenn ich richtig informiert bin, sind bei Ihnen ausnahmslos Patienten, die eine medikamentöse Behandlung benötigen. Warum ist das so? Könnte man nicht auch zu alternativen Behandlungsmöglichkeiten greifen?

Marius M.: Bei chronisch erkrankten Menschen sind veränderte bio-chemische Vorgänge für den Krankheitszustand verantwortlich. Insbesondere auf der Geschlossenen. Dann ist eine medikamentöse Behandlung alternativlos. Das ist fast vergleichbar mit einem insulinpflichtigen Diabetiker. Auf der offenen Station hält es sich die Waage. Die eine Hälfte der Patienten wird medikamentös versorgt, die andere könnte auch mit Hilfe einer Gesprächstherapie oder eines Kompetenztrainings behandelt werden.

Frage 4: Sie sagen „könnte". Werden diese zusätzlichen Maßnahmen etwa nicht angewendet? Oder machen Sie es sich zu einfach und stellen die Patienten einfach ruhig? Es geht doch immerhin um ein Menschenleben!

Marius M.: Ja, ja, ich weiß. Aber das ist nicht unser Verschulden. Sie müssen sich das so vorstellen: In den 8 Jahren auf der offenen Station stellte ich fest, dass der Trend, schneller zu Medikamenten zu greifen, stetig zunahm. Die Gründe hierfür sind einfach und schlimm zugleich. Da ist zum einen der Personalmangel. Wir finden nicht mehr die Zeit, uns mit den Patienten hinzusetzen und ihnen zuzuhören. Aber auch die Krankenhausleitung erweckt den Eindruck, dass man die kostengünstigere Variante, sprich die der Medikamentenversorgung, bevorzugt. Früher konnte ich mit den Patienten beispielsweise mal in die Stadt gehen, sehen, wie sie sich in der Einkaufschlange oder an der Kasse verhalten, sie wieder an den Alltag heranführen. Das entfällt heutzutage leider komplett. Bei uns jedenfalls. Uns sind dabei wirklich die Hände gebunden. Aber auch der Patient steht in der Pflicht. Die medikamentöse Behandlung ist nur eine Säule. Weitere sind die soziale Komponente, die Konfrontationsbereitschaft und vor allem die Eigeninitiative. Der Patient muss mitarbeiten wollen!

Frage 5: Okay, ich verstehe! Gehen wir einen Schritt weiter. Welche Eigenschaften müssen Sie, als jemand, der psychisch erkrankte Menschen pflegt, generell mitbringen? Können Sie dem immer gerecht werden?

Marius M.: Wichtig ist die Fähigkeit zur Empathie. Ich muss den Patienten ernst nehmen können, ihn in seinen Sorgen, Ängsten und Nöten verstehen. Man darf niemals den Eindruck erwecken, „Hey, sieh her, ich habe den Schlüssel und du hast zu parieren." Dazu gehört natürlich auch eine gewisse Art von Selbstdisziplin und die fällt nicht immer leicht. Wir haben es ja auch mit Patienten zu tun, die sehr beleidigend und aggressiv sein können. Wir müssen dann ruhig bleiben und reflektieren, wie man sich selbst in dieser Situation als Patient verhalten würde. Ich bemühe mich, deren Leid zu begreifen, ohne zu viel Leid an mich heranzulassen. Manchmal brennen aber die Sicherungen durch, wir sind ja auch nur Menschen. Grundsätzlich sollte der Patient von meinen eigenen privaten Problemen aber nichts mitbekommen. Wenn ich dazu mal nicht in der Lage bin, übergebe ich ihn lieber an einen Kollegen, der dann ein offenes Ohr für ihn hat. Wissen Sie, das ist natürlich auch eine Art von Selbstschutz. Man kann nicht immer nur geben!

Frage 6: Das ist klar! Welche Verbesserungsmöglichkeiten sehen Sie im Allgemeinen? Was ist mittlerweile gut, was müsste unbedingt besser werden?

Marius M.: Gravierende Defizite sind für mich die angesprochene Personalknappheit und der dadurch angestiegene Leistungsdruck. Man muss die Patienten beinahe wie am Fließband abarbeiten, weil einfach die Zeit fehlt. Denken Sie an das Thema Verabreichung von Medikamenten. Heute ist es vielmehr eine Art des Hospitalisierens (den Patient ruhig zu stellen), das über Wochen und Monate andauert. Die Zeit des persönlichen Kontakts war mal da, heute nicht mehr!

Frage 7: Das hört sich nicht gut an! Mit welchen Widerständen haben Sie genau zu kämpfen, sei es zum Beispiel auf sozialer oder organisatorischer Ebene?

Marius M.: Ein großes Problem ist die Situation mit den Krankenkassen. Nur ein Beispiel: Ein Patient ist gerade mal eine Woche auf Station, da erfolgt schon die erste Anfrage der Krankenkasse, warum der Patient denn stationär untergebracht wurde. Ob das denn dringend notwendig sei. Der anschließende Schriftkram nimmt dann weitere wichtige Zeit weg. Man muss sich beinahe dafür rechtfertigen, einen psychisch erkrankten Menschen pflichtbewusst zu behandeln. Kritische Punkte sind hier die Themen Überbelegung und Kostenübernahme. Formulare müssen extra negativ ausgefüllt werden, das heißt, der Gesundheitszustand des Erkrankten muss schlimmer dargestellt werden, als er ist, um die Kostenvergütung nicht zu gefährden. Ich finde diese Entwicklung fürchterlich!

Frage 8: Definitiv! Aber nochmals ganz konkret: Was können Sie tun, damit Sie sich trotz aller Schwierigkeiten weiter verbessern? Eine psychische Erkrankung setzt doch im Vergleich zu physischen Erkrankungen ganz andere Fähigkeiten Ihrerseits voraus. An welche Grenzen stoßen Sie? Wie sieht es in Ihnen aus?

Marius M.: Fortbildungen wären gut. Fortbildungen, die mich in meiner Kompetenz und Belastbarkeit schulen würden. Die Betreuung einer angeschlagenen Seele ist halt eine besondere Herausforderung beziehungsweise Verantwortung. Aber auch hier scheitert es häufig am Geld. Dieses Defizit versuchen wir intern über eine funktionierende Teamarbeit oder ein gemeinschaftliches Treffen, Supervision genannt, zu lösen. Auch für uns ist es sehr wichtig, eigene Erfahrungen im Umgang mit den Patienten, ganz gleich ob positiv oder negativ, einander mitzuteilen. Das hilft, die Dinge zu verarbeiten und die Qualität der Abteilung zu verbessern. Zuhören und mitteilen sind in unserer Sparte total wichtig.

Frage 9: Okay, vorletzte Frage: Wie würden Sie die Atmosphäre auf Ihrer jetzigen Station beschreiben? Ich stelle mir vor, dass gerade seelisch erkrankten Menschen eine besondere Wohlfühlatmosphäre zum Gesundwerden helfen könnte. Oder liege ich damit falsch?

Marius M.: Die meisten Patienten, die zu uns kommen, sagen: „Wie soll ich denn hier gesund werden?" Sie haben Recht. Doch im Akutbereich kann man sicherlich nicht von einer Wohlfühlatmosphäre sprechen. Man kann es eher mit einer Großbaustelle vergleichen, in der sich alle psychischen Erkrankungen ansammeln. Hier herrscht die große Hysterie! Es herrscht Unruhe, Gewalt und Machtgehabe. Manchmal ist das schwer zu ertragen. Und ich habe das Gefühl, dass es nicht besser, sondern eher noch schlimmer wird.

Frage 10: Hand aufs Herz! Würden Sie, wenn Sie es sich aussuchen könnten, Ihren Beruf nochmals wählen?

Marius M.: Wie ich eingangs erwähnte, hatte ich immer dann ein gutes Gefühl, wenn ich einem Patienten helfen konnte. Mit diesem Grundsatz habe ich meinen Beruf begonnen. Dieses Gefühl ist mir in der Psychiatrie mittlerweile abhandengekommen. Heute gehe ich nach Hause und denke mir: „Mein Gott, den musstest du schon wieder angurten, ein anderer hat mich erneut aufs Übelste beleidigt, der Herr XY ist zum 100. Mal hier, da er, wie immer, seine Tabletten nicht nahm." Glauben Sie mir, das zerrt an einem und ist echt frustrierend. Sicherlich gibt es auch noch schöne Momente. Aber die stehen in keinem Verhältnis. Aber was soll ich tun, es ist mein Job! Mittlerweile motiviert das Geld, das ich dafür bekomme, am meisten. Eigentlich schade. Es müsste sich halt eine Menge verändern.

Ich wünsche Ihnen alles Gute. Vielen Dank für das informative Gespräch. Halten Sie durch!

Ich wünsche Ihnen, dass Ihnen diese Erfahrungen erspart bleiben.

Simone wurde im Alter von 20 Jahren psychisch krank. Im folgenden Interview schildert sie ihre Eindrücke, wie es so weit kommen konnte. Ihr Leidensweg fand in einem mehrwöchigen Aufenthalt auf der offenen Station (2 Tage in der geschlossenen) einer Psychiatrie seinen ungewollten Höhepunkt. Heute ist sie vollständig genesen und glückliche Mutter von drei Kindern.

Frage 1: Hallo Simone, schön, dass du Zeit gefunden hast. Du siehst ja blendend aus. Lass uns beginnen. Mit welcher psychiatrischen Erkrankung hattest du zu kämpfen?

Simone: Es begann mit Angstzuständen, die mit der Zeit immer stärker wurden. Später kamen Depressionen und Suizidgedanken dazu.

Frage 2: In welchem Alter und wie hattest du die ersten Anzeichen für deine spätere Erkrankung bemerkt?

Simone: Das war im Alter von 18/19 Jahren, mitten in der Prüfungsphase zum Abi, in der ich mich zudem um meine pflegebedürftigen Großeltern kümmern sollte. An einem Wochenende gingen meine Eltern aus. Ich war allein mit meinen Großeltern und somit ihr einziger Ansprechpartner. Ich sollte ihnen die erforderlichen Medikamente geben und sie betreuen. Dazu kam, dass ich, wie erwähnt, für die Schule pauken musste. Das hatte mich total überfordert! Wie aus dem Nichts schlich sich eine enorme Unruhe ein. Ich bekam Herzrasen und Schweißausbrüche. Sogar in der Nacht. Das ganze Wochenende über konnte ich kein Auge zumachen. Es war schrecklich. Plötzlich kamen erste leichte Suizidgedanken dazu, die mich total erschreckten. Ich war völlig verzweifelt, da ich meinen Zustand nicht einordnen konnte. Mit Dritten sprach ich darüber kein Wort. Heute glaube ich, dass sich diese Gefühle auch durch meine Verschlossenheit immer weiter hochgeschaukelt haben. Ich wusste nicht, wie ich sie wieder loswerden könnte.

Frage 3: Zum damaligen Zeitpunkt warst du sicherlich sehr ratlos. Heute, viele Jahre danach, bist du vollständig genesen. Was hat dich damals so krank gemacht?

Simone: Oh je, das alles ist schon ziemlich lange her. Aber meine Angstkarriere zog sich seit der Kindheit über die Schulzeit bis ins Erwachsenenalter hinein. Im Grundschulalter hatte ich ein sehr einschneidendes Erlebnis. Es war Weihnachten. Am Heiligen Abend hatte ich ein wenig Stress mit meinem Vater. Er drohte: „Wenn du dein Zimmer nicht aufräumst, gibt es keine Geschenke!“ Ich, so oder so ein totales „Papa-Kind“, nahm diese Drohung nicht allzu ernst und ließ mein Zimmer so, wie es war. Wider Erwarten lag dann tatsächlich kein Weihnachtsgeschenk für mich unter dem Tannenbaum. Du kannst dir sicherlich vorstellen, wie groß der Schock war. Dennoch versuchte ich, äußerlich ruhig zu bleiben, und nahm es schweigend hin. Mit einem Lächeln im Gesicht. Verrückt, oder? Aber typisch für mich. Ich fraß diese herbe Enttäuschung in mich hinein. Ich war zutiefst verletzt, konnte, wollte es, ich weiß es nicht, aber nicht zeigen. Diese Art von Blockade begleitet mich bis heute. Ich kann negative Erlebnisse anscheinend nur sehr schwer verarbeiten. Vielleicht auch deshalb, weil ich kein Ventil besaß, um mir mal Luft zu verschaffen. Aber auch die Angst vor Prüfungen war bei mir extrem. Obwohl ich fast immer gut vorbereitet war, war ich total nervös. Das zog sich wie ein roter Faden durch.

Frage 4: Okay, aber irgendwann wurde es noch schlimmer. Du hattest dir Hilfe bei einem Gesprächstherapeuten gesucht. Was hat es dir gebracht? Konnte er dir helfen?

Simone: Dazu eine kleine Vorgeschichte vorweg. Mittlerweile bemerkte ich, dass ich mich mit jemandem aussprechen musste. Meine Gefühlswelt nahm mir fast die Luft zum Atmen weg. Der Druck wurde immer größer. Ich hatte riesige Angst vor dem Blackout. Einem Blackout, der mich die Kontrolle verlieren ließ. Der mich unbewusst dazu antreiben könnte, mir das Leben zu nehmen. Gott sei Dank war ich dann doch mutig genug, meiner Hausärztin von meinem Problem zu berichten. Sie überwies mich zu einem Neurologen. Dies stellte sich im Nachhinein als katastrophal heraus. Der Mann war unmöglich! Er konnte mir zwar akut durch Medikamente helfen, traf aber anschließend nur noch die falschen Entscheidungen. Er stellte meiner Mutter die Frage, ob sie es sich zutrauen würde, auf mich aufzupassen. Das war total verantwortungslos! Meine Eltern konnten ja nicht 24 Stunden auf mich aufpassen. Zudem war mein Schlafzimmer im Anbau. Es hätte das Schlimmste passieren können. Von einem Aufenthalt in einer Klinik riet er uns ab, da dort, so sein O-Ton, viele Menschen erst recht einen Schock erleiden würden. Ahnungslos und naiv, wie wir damals waren, glaubten wir ihm. Meine Fragen hingegen, was überhaupt mit mir los sei, blieben quälend an mir hängen. Seine Empfehlung, mal darüber zu sprechen, zum Beispiel mit einem Gesprächstherapeuten, blieb aus. Ich denke, dass er sich keine Konkurrenz schaffen wollte und sein Profit über allem stand. Ein Bekannter überredete mich anschließend zu einer Gesprächstherapie. Mir fiel ein Stein vom Herzen. Endlich mal einer, der sich mit mir und meinem Gesundheitszustand auseinandergesetzt hatte. Letztendlich bekam ich einen Termin.

Mein Gesprächstherapeut riet mir als Erstes, meine Psychopharmaka abzusetzen. Sie würden mir dauerhaft nicht weiterhelfen. Ich sollte vielmehr lernen, mich mit meinen Problemen und Ängsten auseinanderzusetzen. Meinen Neurologen bat ich daraufhin, die Dosierungen zu drosseln, damit ich sie bald absetzen könne. Er sagte dazu nur lapidar, dass dies meine eigene Verantwortung wäre und ich mich nicht wundern müsste, wenn ich nach drei Tagen wieder bei ihm auf der Matte stände. Völlig daneben! Ich empfand es als gefühls- und taktlos. Mein Therapeut hingegen ermutigte mich weiter und ich begann die Therapie ohne Medikamente. Die Therapie ging nicht, wie üblich, über mehrere Wochen, sondern über zwei Jahre. Untypisch, ich weiß. Ich bezahlte sie nach Ablauf der Regelzeit sogar selbst. Sie tat mir gut und ich fühlte mich sicher. Viele Erlebnisse meines Lebens wurden entschlüsselt und ich lernte, sie zu verarbeiten. Ich erlernte den Ablauf eines Entspannungstrainings und er motivierte mich, mich auf wichtige Konfrontationen einzulassen. Die dabei gemachten Erfolge machten mich wieder selbstbewusster und es ging mir nach und nach immer besser.

Frage 5: Dennoch blieb dir der Gang in die Psychiatrie nicht erspart. Warum musste es letztendlich doch soweit kommen?

Simone: Es waren zwei Situationen, die mich schwer trafen, in zwei aufeinanderfolgenden Beziehungen. Ich hatte mich total verliebt und sah mich beide Male schon vor dem Traualtar. Dann geschah das Unfassbare. Meine Lebenspartner beichteten mir, dass meine Vorgängerinnen von ihnen ein Kind erwarten würden. Bei beiden hieß es: „Du, tut mir leid, es gibt eine andere und die erwartet ein Kind von mir." Rums, das traf mich wie ein Faustschlag. Nein, sie hatten mich nicht betrogen. Es war davor geschehen. Aber dennoch: Obwohl es kurze Beziehungen waren, sah ich in beiden meine Zukunft, die in einem einzigen Moment brutal geplatzt war. Ich wurde quasi von heute auf morgen überrumpelt und fraß meinen Frust wieder in mich rein. Kein Ausrasten, keine Hysterie. Es war wie ein Schockzustand! Die darauffolgenden Ängste waren dann größer als jemals zuvor, Panikattacken kamen hinzu. Sie packten mich beim Autofahren, auf der Arbeit, ja, in meinem gesamten Alltag. Immer häufiger und immer intensiver. Meinen Alltag bekam ich sehr bald nicht mehr hin. Es eskalierte so weit, dass ich mich kaum noch traute, den Weg zur Toilette zu gehen. Totale Todesangst. Die früheren Suizidgedanken kamen verschärft zurück und die Klinik war mein letzter Ausweg. Ich war echt am Ende!

Frage 6: Wie viele Wochen wurdest du dort behandelt? Beschreibe doch mal deine Gefühle, gerade zu Beginn der Behandlung.

Simone: Ich rechnete blauäugig mit einem Aufenthalt von zwei Wochen. Es wurden vier Monate. Dennoch war ich auch irgendwie erleichtert. Ich konnte die Verantwortung für mein eigenes Leben endlich abgeben. Ich bekam zu Beginn wieder Medikamente, die mir akut halfen, mich ruhigstellten. Endlich konnte ich wieder schlafen, was ich dann auch sehr ausgiebig tat. An den darauffolgenden Tagesablauf musste ich mich aber erst gewöhnen. Er war mit einem vollen Programm gefüllt. Eine Menge an körperlichen Untersuchungen wie EEG oder EKG wurden gemacht, um körperliche Ursachen meines Zustandes auszuschließen. Die Wege zu den jeweiligen Untersuchungsräumen schaffte ich aber ohne fremde Hilfe nicht, ich wurde permanent von einem Pfleger begleitet. Später kamen Ergotherapien (malen, basteln), Spielgruppen (Gesellschaftsspiele), Theatergruppen dazu.

Am Anfang fehlte mir noch der Antrieb, auch der Sinn und Zweck dieser Maßnahmen war mir zu diesem Zeitpunkt noch nicht klar. Zum Beispiel das Spiel Labyrinth: Als Depressiver starrst du stundenlang auf das Spielbrett und kommst auch nach Stunden immer noch nicht auf den richtigen Weg. Was einem zu Beginn noch affig vorkam, war im Nachhinein aber enorm wichtig. Nehmen wir beispielsweise die Theatergruppe: Da musste ich mal eine Tanne im Wind darstellen. Schwachsinn? Nein! Denn es ging nur darum, sich wieder etwas zuzutrauen. Für die Therapeuten waren es zudem Gradmesser, die den Genesungsverlauf dokumentierten. Dies alles geschah auf der Station für privat versicherte Patienten.

Frage 7: Wie empfandest du den Umgang mit dem behandelnden Personal, Thema gesetzlich Versicherte, Thema Privatversicherte? War es ein Vorteil, dass du auf einer Station für Privatversicherte behandelt wurdest?

Simone: Glücklicherweise war ich nur drei Tage auf der Station für gesetzlich Versicherte. Auf dieser Station wurden meine Angst und Skepsis noch größer. Es waren nicht nur die unpersönliche Umgebung, die sterilen Krankenzimmer, sondern auch die Patienten im Allgemeinen. Bitte verstehe mich nicht falsch. Ich möchte niemanden abwerten. Aber der soziale Faktor spielte schon eine Rolle. Auf der privaten Station traf ich zum Beispiel auf erkrankte Lehrer, hier überwiegend auf Alkoholiker, Drogenabhängige, Verwahrloste und so weiter. Gerade für mich als Frau war das überhaupt nicht einfach. Sich wohlzufühlen war hier nicht möglich. Und sich wohlzufühlen gehörte für mich, gerade bei dieser Erkrankung, absolut dazu. Das konnte ich dann endlich auf der privaten Station, denn die war das krasse Gegenteil davon. Wohnliche Zimmer mit Teppich, Holz und Bildern. Beinahe wie im Hotel! Für mich absolut genesungsfördernd.

Frage 8: Gerade bei einer psychologischen Erkrankung. Wenn ich dich richtig verstanden habe, ist eine Wohlfühlatmosphäre demnach unverzichtbar?

Simone: Ja, definitiv. Auf der Gesetzlichen kam ich mir zudem noch sehr einsam vor. Weniger Pflegepersonal, gereizte Stimmung, unpersönlicher, oberflächlicher Kontakt. Der menschliche Umgang, der persönliche Kontakt zum behandelnden Personal war auf der Privaten wesentlich besser. Die Pfleger waren jederzeit ansprechbar und sehr hilfsbereit. Noch einmal, gerade für mich als Frau war das total wichtig!

Frage 9: Die stationäre Behandlung hatte sich bei dir bezahlt gemacht. Wie wirkten die verabreichten Medikamente?

Simone: Sie wirkten sehr vielschichtig. Natürlich extrem beruhigend und angstlösend, aber auch Kreislauf belastend. Im Zusammenspiel mit der Gesprächstherapie aber sehr wirksam. Man traut sich halt wieder wesentlich mehr Dinge zu. Beispiel: Das Spazierengehen im Klinikpark war wieder möglich. Zuvor schaffte ich das nur dann, wenn mich meine Mutter stützte. Und das mit 20 Jahren! Auch der Besuch des Marktplatzes, wir durften die Klink ja auch verlassen, fiel mir, gerade anfangs, zu schwer. So viele Menschen!, dachte ich mir und allein der Gedanke an sie machte mir Angst. Die Medikamente helfen einfach dabei, sich diese Dinge wieder zuzutrauen. Ich sehe sie als eine Art Brücke, die einem hilft, wieder ins normale Leben zurückzufinden. Als negativ empfand ich die von mir nicht verschuldete Gewichtszunahme. Auch mit Sport, wir spielten zum Beispiel Badminton, war sie nicht zu verhindern. Es war unmöglich, wirksam dagegenzusteuern, da sich der Stoffwechsel halt stark verändert hatte. Sprach das Personal mich darauf sogar noch an, wurde der Frust natürlich größer!

Frage 10: Heute bist du vollständig genesen und führst ein glückliches Leben. Gibt es dennoch noch gewisse Altlasten, vor denen du dich hüten musst? Falls ja, wie gehst du mit diesen um?

Simone: Selbstverständlich gibt es auch heute noch Situationen, die mich verunsichern, aber nicht mehr so intensiv wie früher. Letztens bin ich zum Beispiel alleine in den Urlaub geflogen, also kein alltägliches Erlebnis. Ich sage mir heute aber: „Das schaffe ich! Ich habe es ja sogar geschafft, am Leben zu bleiben! Ich habe überlebt!" Ich war zwar nervös und angespannt, aber angstfrei. Es entspricht halt auch ein wenig meiner Mentalität, die ich mittlerweile aber akzeptiere. Trotzdem achte ich mehr auf mich. Wenn der Stress zu groß wird, ziehe ich heute wie automatisch die Reißleine. Ich nehme meine Probleme aber auch besser und selbstbewusster an. Mensch, Nobody is perfect! Ich habe gelernt, mich als den Menschen zu akzeptieren, der ich bin. Ich kämpfe nur noch dort, wo es sich auch lohnt. Den Rest lehne ich dankend ab. Zudem ist mein Schmerz von früher irgendwie mein Schutz von heute. Ich habe gelernt, die „Angst vor der Angst" zu verlieren. Diesen Satz habe ich mir tatsächlich häufig selbst vorgesagt. Denn nur die Angst vor der Angst machte mich angreifbar. Ich glaube auch, dass der eine oder andere „Gesunde" eigentlich schon längst mal in eine Therapie gehört hätte. Aber lassen wir das.

Das mag sein! Vielen Dank für deine offenen Worte! Ich wünsche dir von Herzen alles Gute![12]

---

[12] (Die Namen der befragten Personen wurden anonymisiert.)

Kapitel 5: Der Notfallkoffer

Rückschläge

Viele von uns haben sicherlich in ihrem Leben schon die Bekanntschaft mit Rückschlägen machen müssen: in gesundheitlichen („Bei meiner Erkältung habe ich einen Rückschlag erlitten“), beruflichen („Dieser verpasste Auftrag wirft mich zurück!“) oder auch, rein liebestechnisch, in der Beziehung („Nach langer Zeit hatten wir mal wieder einen schlimmeren Streit!“). Kaum ein Lebensbereich ist völlig frei von ihnen, ganz im Gegenteil: Rückschläge können als fester Bestandteil einer Lern- und Entwicklungsphase angesehen werden. Wirkungsvolle Rückschlagventile besitzt der Mensch nicht. Eine Leistungskurve wird selten permanent steil nach oben gehen, sondern sie wird Täler aufweisen, die jedoch beweisen, dass man dazugelernt und sich entwickelt hat. Dennoch ist es natürlich wünschenswert, dass es langfristig wieder aufwärtsgehen sollte. Diese Täler, die durch innere und äußere Konflikte entstanden sind, sind auch ein Ausdruck von menschlicher Unvollkommenheit. Die plakative Redensart „Wer am Boden liegt, muss einfach wieder aufstehen!“ soll einen dazu motivieren, weiterzumachen. Dass sich dies aber leichter anhört, als es in Wirklichkeit ist, brauche ich Ihnen wohl kaum zu erklären.

Beispiel Sport: Eine Fußballmannschaft, die sich gerade mitten im Abstiegskampf befindet, wird sich ziemlich strecken müssen, um den zu groß gewordenen Punkteabstand zum rettenden Ufer aufzuholen. Nur eine Serie an gewonnenen Spielen wird dabei helfen. Kommt es während dieser Serie zu einer erneuten Niederlage, wird sehr oft von einem herben Rückschlag gesprochen. Die besondere Kunst besteht nun darin, diesen schmerzlichen

Fauxpas zunächst wirksam zu verarbeiten, um sich dann wieder auf das Wesentliche konzentrieren zu können. Denn abgerechnet wird zum Schluss! Ähnliches gilt auch für die Genesungszeit während einer physiologisch bedingten Reha-Behandlung. Auch hier wird der Heilungsprozess, nehmen wir zum Beispiel die Zeit nach einer Hüftgelenksoperation, von möglichen Rückschlägen gekennzeichnet sein. Das Durchhaltevermögen und der Wille des Patienten werden auf einen besonderen Prüfstand gestellt, da nach all den erlebten Strapazen eine weitere Kraftanstrengung nötig ist.

So hatte auch ich nach meiner Angsterkrankung mit Rückschlägen zu kämpfen. Mit Rückschlägen, denen richtig zu begegnen ich erst noch lernen musste. Die ersten Aufeinandertreffen waren fürchterlich. Was hatte ich gekämpft, wie sehr hatte ich gelitten, um meine Freiheit wiederzuerlangen! Und jetzt das? Ich war fassungslos und erschrocken zugleich. Es waren knallharte Ohrfeigen, die mich schmerzhaft an meinen weit weggewünschten Peiniger erinnerten. Sie wollten und schafften es, mich aus meiner neu erlernten Gelassenheit zu reißen. Dies hatte mich sehr verletzt, da ich fest davon überzeugt war, alles hinter mich gebracht zu haben. Plötzlich war er wieder da, der Schmerz von einst. Mit dem einzigen Unterschied, dass meine Hilflosigkeit nicht mehr so lähmend war wie früher. Der Gruseleffekt einer großen Unbekannten blieb aus, da ich meinen Gegner nun gut genug kannte. Dennoch konnte mich dieses unerwartete „Comeback“ erneut verunsichern. „Was, wenn alles wieder von vorne losgeht?“

„Was willst du noch hier, du müsstest längst gestorben sein?“, schrie meine Seele wütend auf. Heute weiß ich, dass ich ohne eine erneute Gegenwehr meiner Angst zu neuem Tatendrang verholfen hätte. Ich hatte die Pflicht, auch wenn es abermals schwerfiel, meine Gedanken zu disziplinieren.

Ein alter Leitsatz war mir dabei wieder mal nützlich. Können Sie sich noch an meine Ersatzgedanken „Entwicklung – Fortschritt – Zukunft" erinnern? Ich hatte sie damals während meiner Konfrontationsphase verwendet und benötigte ihren stresserprobten Dienst nun erneut. Ihre Aussagekraft sollte erneut wirken! Ich erinnerte mich:

„Entwicklung" stand für meine geballte Erfahrung. „Fortschritt" drückte meine errungenen Erfolgserlebnisse aus und „Zukunft" den Wunsch nach einem unbeschwerten Leben. Je mehr ich mir die Absichten dieser Hilfsbegriffe einbläute, desto einfacher wurde der Umgang mit den Rückschlägen. Ich wusste wieder, was ich geleistet hatte. Ich wusste somit auch, was ich zu leisten im Stande war. Mein Selbstwertgefühl meldete sich zurück und machte mich wieder selbstbewusst.

Die Angst konnte ihren „Weißt du noch"-Effekt nur dann erzielen, wenn ich körperlich angeschlagen war. Dann galt es durch- und dagegenzuhalten. War ich hingegen im Besitz meiner vollen Kräfte, war sie chancenlos. Das war ein gutes und wichtiges Gefühl, eine Bestätigung meiner neuen Selbstständigkeit und Freiheit. Dass die Angst meine Schwächeperioden ausnutzen könnte, nahm ich billigend in Kauf. Dann soll es halt so sein, man wird halt älter, dachte ich mir und spielte die Sache, was ganz richtig war, herunter. Ich verglich meine jetzige Situation mit der Zeit nach einem komplizierten Beinbruch. Derjenige, dem solches widerfahren ist, erfreut sich allein schon daran, seinen Alltag überhaupt wieder bewältigen zu können. An einen Marathonlauf wird er wohl keine Gedanken verschwenden. Gleiches gilt für mich. Entscheidend ist, dass ich lebe und die wichtigsten Entscheidungen wieder selbst treffen kann. Ja, ich, und nicht die Angst. Meine neue Lebenseinstellung hilft mir dabei, mich in gewissen Dingen nicht mehr so zwanghaft beweisen zu müssen. Meine schlechten Momente soll die Angst halt haben. Das trifft mich nicht mehr so hart. Ich kenne meinen Gegner, der mir ab und an immer noch Hallo sagen möchte, mittlerweile in- und auswendig. Und wenn es mal hart auf hart kommt, werde ich meinen mentalen Notfallkoffer öffnen...

Die Angst vor dem Tod

Angst vor dem Tod haben sicherlich viele Menschen. Bei mir hatte sie traumatische Auswirkungen. Ein Szenario setzte sich folgenschwer in mir fest: Der Tod ist unendlich und endgültig. Ich werde nie mehr zurückkehren. Alles, was ich zu Lebzeiten so geliebt hatte, ja sogar auch gehasst hatte, werde ich nie mehr sehen. Das Leben ist wie ein Buch, dessen letzte Seite irgendwann gelesen sein wird. Aber was kommt danach? Eine Ewigkeit im Nichts? Das ist für mich grausam und nicht vorstellbar! Ich wunderte mich über mich selbst, wie sehr ich trotz aller Schwierigkeiten an meinem Leben hing. Die Vorstellung vom Tod war der Ursprung all meiner Ängste, die Wurzel all meiner Sorgen. Der Kontrollfreak, der ich war, bekam es mit der unwiderruflichen Kraft einer Endgültigkeit zu tun. Eine Endgültigkeit, die ich in keinster Form kontrollieren konnte. Ich sehnte mich danach, mal so richtig weinen zu können. Den ganzen „Dreck" aus meiner Seele einfach hinauszuspülen. Mir fehlte die Luft zum Atmen, da ich zu beherrscht war! Ich konnte es damals einfach nicht. Ich musste andere Wege finden.

Ich versuchte den Zustand einer schmerzenden, ja sogar lähmenden Ohnmacht auszuhalten und meinen Glauben weiterzuentwickeln. „Himmel oder Nichts", impfte ich mir ein, obwohl mir das Erstere natürlich besser gefallen würde. Aber auch das „Nichts" hatte seine Vorteile, da die Verlustangst, Vergangenes nicht festhalten zu können, sich auflösen würde. „Denke nicht über Dinge nach, die du nicht wissen kannst!", zwang ich mich, wenn ich mich mal wieder von der Realität, von meinem Leben zu entfernen begann. Angst davor, nichts mehr zu fühlen? Totaler Schwachsinn. Angst vor dem Himmel? Natürlich nicht! Was soll also passieren. Natürlich wird der Abschied schwerfallen, natürlich kann er mir das Herz zerreißen, aber der Glaube an das Danach, in welcher Form auch immer, beruhigte mich. Meine einzige logische Konsequenz musste demnach sein, mein Leben noch bewusster zu leben. Mein Leben, das ICH selbst beeinflussen konnte.

Ich bin fest davon überzeugt, dass sich die Kraft meiner Ängste daraus entwickelte, nicht zu wissen, was nach dem Tod sein wird. Aus dem definitiven Ende, aus dem Verlust meiner Existenz und daraus, dass alles Vergangene ausgelöscht sein würde. Aus dem Verlust meines Lebens, das mir in der unermesslichen Größe der Ewigkeit so klein und kurz vorkam. Dieses Gefühl trug ich eine ganze Zeit in mir, bis ich begriff, das Leben als MEINE Zeit zu nutzen.

Kann man die Zeit verlangsamen? Ich schraubte meine Ambitionen herunter und genoss die zuvor verhassten Momente der Monotonie und Langeweile. Ich hörte auf, meinen Träumen hinterherzurennen und meine Gegenwart zu verlieren. Die Zeit rannte besonders dann, wenn ich mich in den Zielen der Zukunft verlor. Meine selbstverschuldete Ignoranz ließ mein Leben unkontrolliert fortrennen und meine Ängste entwickeln. Den Trend meiner Selbstauflösung galt es zu stoppen! Das Resultat dieser Einsicht war beeindruckend. Das fordernde „Was wird werden?“ entfiel und ich konnte den Augenblick endlich wieder genießen. Mein Leben wurde endlich wieder greifbar, fühlte sich wieder nach etwas an.

Alles Weitere lag nicht in meinem kleinen, überforderten, irdischen Verstand. „Du bist ein kleiner ‚Scheißer‘, der sich über diese Dinge keine Gedanken machen darf! Das steht dir nicht zu!“, sagte ich mir. Dass ich auch hier umlernen musste, war gerade anfangs nicht einfach. Neue Gedanken mussten wieder in die Bresche springen! Ich beschloss, das Jetzt mehr zu genießen und das Unbekannte zu akzeptieren. „Warum immer negativ denken?“, hinterfragte ich mein Naturell und verstand, dass das Unbekannte auch spannend und faszinierend sein kann! Ist es nicht ein Wahnsinn, mit einer Angst leben zu müssen, die von einer Angst vor dem „Danach“ noch gefüttert wird? Fast all meine Angstsituationen sind von diesem Irrsinn verstärkt worden. Die Angst zeigte mir meinen Weg ins Grab und ich kniete vor ihr nieder, vor Ehrfurcht und Schrecken erstarrt. Damit sollte Schluss sein. Trotz meiner Wehmut versuchte ich, das Unvermeidbare zu akzeptieren und die Chancen meines Lebens zu entdecken. War der Tod der Auftragsgeber meiner Ängste? Es sah fast danach aus. Heute versuche ich, mein Leben mehr auszukosten, und ich wünsche mir, meinen letzten Gang ohne Reue gehen zu können. Wohin der führen wird, weiß glücklicherweise niemand.

Und das ist auch gut so!

Der Notfallkoffer

Jeder sollte einen Notfallkoffer bei sich haben. Stellen Sie sich vor, Sie fahren mit dem Auto in den wohlverdienten Urlaub. Voller Vorfreude nehmen sie Hunderte von Kilometern in Kauf, um den lang ersehnten Ort ihrer Erholung zu erreichen. Immer an Bord der gesetzlich vorgeschriebene Verbandskasten, denn man weiß ja nie. Was in den heutigen Fahrzeugen Standard ist, wurde auch für mich zum ständigen Begleiter: mein innerer Notfallkoffer. Er steht mir hilfreich zur Seite, wenn mein Leben mir dann und wann mal wieder seine Schattenseiten zeigt. Sein Inhalt besteht nicht aus Mullbinden und Pflastern, sondern aus hilfreichen Gedanken und Strategien. Diese Gedankenmedizin hilft mir, mich in Stresssituationen zurechtzufinden.

Ich musste mir eingestehen, dass ich nach langen Jahren voller Angst meine Unbekümmertheit von einst nicht mehr zurückerlangen konnte. Ich hatte meinen Ängsten zwar ihre Stärke genommen, ihre Kraft besiegt, doch meine Sorglosigkeit verloren.

Mein alter Bekannter meldet sich ab und an mit aufdringlichen Rückmeldungen zurück, und versucht mich an gemeinsame Zeiten zu erinnern. „Erkennst du mich noch?“, hallt es hämisch in meinem Gedächtnis. „Natürlich, wie könnte ich dich vergessen.“ Ich muss gestehen, dass die Angst, nach allem, was sie mir angetan hatte, mich noch immer an ihre Kraft und Boshaftigkeit erinnern kann. Nein, vergessen kann ich sie nie, aber …

Ich weiß, dass ich den inneren Notfallkoffer an meiner Seite habe. Einen Notfallkoffer, den ich mir antrainiert hatte. Er enthält das notwendige „Verbandszeug“, dass ich automatisch anzuwenden weiß. Beispiel:

Eine Nacht, in der ich schlecht und zu wenig geschlafen habe, kann mein Stress- und Angstempfinden im Verlauf des Tages vergrößern. Kommen dann noch unvorhergesehene Probleme auf mich zu, kann der Tag schwierig werden. Ein altes, unerwünschtes Gefühl von Unruhe macht sich breit und möchte der Angst die Türen öffnen. „Weißt du noch … Lass mich zu dir … Ich bin noch da!“ Die Angst bettelt listig um ihre Rückkehr. Ihr pochendes Klopfen an der Tür wird immer lauter. Meine Alarmsysteme schalten auf Rot, aber mit einem entscheidenden Unterschied: Mein Notfallkoffer meldet sich lautstark zu Wort und verhindert, dass ich mich von der Spirale meiner Hysterie herunterziehen lasse. Meine Abwehrmaßnahmen setzen punktgenau ein. Abwehrmaßnahmen, die die geballte Stärke meiner gesamten Erfahrung in sich tragen. Sie geben mir Sicherheit und Vertrauen. „Bleibe ruhig, dir wird nichts geschehen. Du kennst dieses Spiel. Atme langsam und tief und traue deinen Augen. Die negativen Gefühle gehören dazu, aber beachte sie nicht. Sie sind ein Hirngespinst!“ In Sekundenschnelle tritt mein wirksames Antiserum in Kraft und lässt den Anflug von Furcht als Hauch vergehen.

Mein Notfallkoffer glänzt durch die antrainierte Stärke von vier Grundsäulen: AUSHALTEN – ATMEN – POSITIVES DENKEN – VERARBEITEN, die mir heute auf allen Lebensfeldern helfen. Ich konnte Etappensiege und einen Gesamtsieg in meiner damaligen Misere feiern, die Rückkehr in die totale Unbekümmertheit aber nicht. Ich bin nicht so vermessen zu behaupten, dass sich meine jahrelang festgesetzten Ängste, insbesondere in ihren Nachwehen, ganz vertreiben ließen. Ein 100 % angstfreies Leben führe ich heute noch nicht. Aber ich habe es geschafft, mich aus der tiefsten Talsohle meines Lebens zu befreien.

Ich habe gelernt, der Angst ihre Stärke zu nehmen. Das war schwer genug, aber jede Mühe wert. Was die Zukunft bringt, keine Ahnung! Aber wie das künftige Leben mit der Angst sein wird, das weiß ich ganz genau:

Ich werde stärker sein!

Der Seele glauben!

Meine gesamte „Angstkarriere" hat mir eine Tatsache klargemacht: Der Seele muss geglaubt werden. Die Seele stellt für mich heute eine Art von Polizeischutz dar, da sie weiß, wann die Grenzen der Belastbarkeit erreicht sind.

Meine Seele verfügt nun über die Mittel, über die Macht, mir dies lautstark mitzuteilen. Ich hatte sie missachtet und wurde dafür bestraft. Ich hatte sie ignoriert und musste meinen Preis dafür bezahlen. Einen Preis, der mich fast das Leben gekostet hätte. Ich hatte die Seele, meinen besten Freund, sträflich missachtet! Mein Umfeld, meine Karriere, meine Außendarstellung waren mir wichtiger. Wie dumm musste ich gewesen sein, um mein eigenes Leben wegzuwerfen, nur um anderen zu gefallen. Wie verrückt musste ich gewesen sein, immer nur so zu leben, dass ich funktionierte, und mein eigenes Ich zu verlieren?

Ich musste meinen Abgrund kennen lernen und hatte Gott sei Dank die Kraft, ihm zu begegnen. Ich war aber auch mutig genug, mein Leben zu verändern und meiner Seele zu glauben. Entgegen aller Widrigkeiten, entgegen aller kopfschüttelnden Ja-Sager! Heute sage ich JA zu mir und NEIN zu den Tyrannen unserer Zeit. Ein Beispiel ging mir dabei des Öfteren durch meinen Kopf: Ich fahre mit dem Auto durch die Straßen meiner Stadt. Ich halte mich an die vorgegebenen Verkehrsregeln und bleibe wie selbstverständlich vor der roten Ampel stehen. Rot bedeutet: „Achtung Gefahr! Erhöhte Vorsicht!“ Dieses Prinzip habe ich mir zu meinem Credo gemacht. Meine Seele ist mein eigenes Verkehrsleitsystem, dessen Schilder ich zu befolgen habe. Ich bin zu oft über Rot gefahren. Hätte ich mich im Straßenverkehr so verhalten, säße ich bestimmt schon hinter Gittern. Die Gitterfenster meiner Angst hingegen blieben mir nicht erspart. Heute halte ich mich an meine Verkehrsregeln. Es geht mir gut damit. Ich habe endlich zu mir selbst gefunden, obwohl mir die eine oder andere gesellschaftliche Auszeichnung entzogen wurde. Das ist es mir aber wert!

MEIN PERSÖNLICHES GLÜCK IST DAVON SCHON LANGE NICHT MEHR ABHÄNGIG.

Schlusswort

Bevor ich anfing, dieses Buch zu schreiben, schossen mir zwei Fragen durch den Kopf:

Kann ich anhand meiner Geschichte das Verständnis gegenüber psychologischen Krankheiten verbessern? Kann meine Geschichte dazu verhelfen, Betroffenen eine wertvolle Stütze zu sein? Die Antwort ließ nicht lange auf sich warten: „Ja, das ist möglich! Aber ich muss den Finger tief in die Wunde legen! Ich muss die Macht dieser Krankheit schonungslos beschreiben! Denn auch die Seele ist im Stande, lebensbedrohliche Metastasen zu bilden, die zu einem bösartigen „Seelen!-Tumor" reifen können. Ein Tumor, der ein Leben zerstören, im schlimmsten Fall sogar beenden kann! Ein Feind, der aber beileibe nicht unverwundbar ist...

Meine Angst hatte die Zerstörungskraft eines Tumors. Eines Tumors, der auf keinem Röntgenbild zu sehen war. Eines Tumors, für dessen Existenz ich mich viel zu lange schämte. Ich gab ihm die Zeit zu wachsen, seine bösartigen Metastasen auszubreiten, und erlaubte ihm, für lange Zeit über mein Leben zu bestimmen. Ich erkrankte an einer Krankheit, deren Macht und Stärke immer größer wurden, weil ich mich davor fürchtete, gesellschaftlich missachtet zu werden. – Bis ich begann, mich zu wehren. Mein Wille zur Gegenwehr wurde dabei gefordert wie nie zuvor. Das Eingeständnis, dass ich von einem Tyrannen beherrscht wurde, und der offene Umgang mit ihm kosteten große Überwindung. Ich musste Mut und große Kraft entwickeln, den eigenen Abgründen tief ins Auge zu schauen; und letztendlich ein Leben verändern, das für viele Außenstehenden augenscheinlich gut war. Heute weiß ich, dass meine Mentalität und mein Charakter den vielleicht größten Anteil daran hatten, sich aus dieser Bärenfalle zu befreien.

Meine Angst nährte sich von einem Feld, das durch eigene und fremde falsche Einflüsse lange Zeit verseucht war. Sie wühlte und aaste in mir, wie es ihr gefiel. Erst die Rückkehr meiner Urinstinkte brachte sie zum Schweigen. Mein ICH wurde endlich wieder zum Leben erweckt!

Auch unsere auf Funktion und kommerziellen Gehorsam programmierte Gesellschaft steuert einen nicht zu unterschätzenden Anteil bei. Eine gefährliche Eskalation, in der wir immer mehr zu Marionetten degradiert werden und den eigenen Verfall von Würde und Moral gar nicht mehr mitbekommen. Unsere Einbahnstraßen-Leben verlaufen ganz im Sinne der von uns erwarteten Funktion und, hörig wie wir sind, lassen wir uns den ursprünglichen Spirit unserer Existenzen aussaugen.

Dabei ist grundsätzlich gegen die Lust auf Kommerz gar nichts einzuwenden, solange wir die Fäden unserer Entscheidungen nicht aus unseren Händen geben. Auch sollten wir unsere Entscheidungen den Gefühlen von Lust, Leidenschaft und Erfüllung unterordnen – im privaten sowie auch im beruflichen Leben – und somit die Echtheit unserer Identität bewahren. Doch eine neue Art von Prostitution hat sich hemmungslos zu uns gesellt, unser Denken immer mehr in ihren Bann gezogen und den Weg der Vorlieben mit dem Weg des zwar ungeliebten, aber gegen das lukrative „Way of life"-Feeling eingetauscht. Die uns vorbestimmten Weichen werden verpasst und die quälende Konsequenz dieser Wahl wird so manchen früher oder später einholen. Einsicht und Reue kommen dann zu spät und die Chance „nach dem Zurück“ ist längst verspielt. Ängste, Burnout, Depressionen und Co lachen sich ins Fäustchen.

Dabei könnte es so viel besser sein. Warum nutzen wir die schulische Ausbildung nicht als Eintrittskarte, die dem bevorstehenden Berufsmarathon das passende „Schuhwerk“ verleiht? Warum sehen wir das Gefühl einer Berufung nicht als Hauptziel einer Berufswahl an, in der wir dann, mit Spaß und Interesse, mehr als das rein Erwartete investieren könnten? Und warum lassen wir uns das Gefühl für unseren wirklich notwendigen Konsum so leichtfertig aus den Händen reißen, uns so vieles aufzwängen und das eigene Gespür für Maß und Geschmack komplett entziehen? Würde der geistige Ertrag dieser Umsetzung nicht deutlich mehr Profit in unser Leben bringen und unserer Gesellschaft Leben einhauchen, das von Missgunst und Frust befreit wäre? Doch sind wir dazu überhaupt bereit?

Nicht jeder hat die Wahl. Das weiß ich nur zu gut. Und dennoch sollten wir unsere Überzeugungen nicht zu frühzeitig über Bord werfen, um uns obendrein am Ende sogar noch zu beschweren. „Jeder ist seines Glückes Schmied?“ Wenn man früh genug damit anfängt, ganz bestimmt. Und auch der ältere Schlag von uns wird für Veränderungen hoffentlich nie zu alt werden, denn manchmal können es die Nebenstraßen im Leben sein, die den besonderen, wirklich zufriedenstellenden Glanz in uns auslösen; solche Straßen, die nur die wenigsten befahren wollen. Eine volle Autobahn befahren wie der programmierte Rest, rechts und links nichts zu sehen, können wir am Ende doch immer noch.

Wenn wir es dann überhaupt noch wollen.

Ich wünsche Ihnen alles erdenklich Gute bei Ihrem Kampf, wieder in Ihre eigentliche Existenz zurückkehren zu können. Nicht alles liegt in Ihren Händen, aber das Wichtigste sehr wohl: Ihr WILLE gesund zu werden, Ihr Leben wieder selbst zu bestimmen.

Ich drücke Ihnen dabei ganz fest die Daumen!

Ich kenne genügend Menschen, die die Ursachen ihrer Misere nicht erkennen wollen. Ich kenne viele Menschen, die die Ursachen ihrer Misere kennen, aber nichts dagegen tun. Ich kenne Menschen, die die Ursachen ihrer Abgründe erkannt und begonnen haben, sich zu wehren! Lassen Sie uns zu den Letzteren gehören. Es geht um unser Leben. Lassen wir das Leben, so anstrengend jener Kampf auch ist, nicht verrotten! Um unseretwegen! Nur das zählt.

DER AUTOR

Thorsten Albustin, ein ehemaliger Bundesligatorwart und professioneller Torwarttrainer berichtet über seinen Abstieg in den Abgrund seiner Angst. Eine Angst, die ihn beinahe zerstört hätte. Er beschreibt aber auch seinen Willen zur Genesung, seinen Mut der Gegenwehr und von dem Prozess einer neuen, gewinnbringenden Denkweise. Denn ohne die wäre ihm so vieles verwehrt geblieben. Beginnend mit dem Eingeständnis seiner Ängste vor sich selbst und vor anderen bis hin zu den kräftezehrenden Konfrontationen. Er lässt die auferlegten und antrainierten Schatten seiner Vergangenheit zurück und findet neue Wege.

Wege, die ihm zu einem neuen Leben und Glück verhalfen.

„Ängste existieren! Die, mit der ich es zu tun hatte, hatte die Kraft eines Löwen!“ (Thorsten Albustin, 2017)

ES KOMMT NICHT DARAUF AN, WIE FEST MAN ZUSCHLÄGT, SONDERN WIEVIEL MAN EINSTECKT! NUR SO GEWINNT MAN!

(Zitat aus dem Spielfilm Rocky Balboa, 2006)